迷ったときの
かかりつけ医
&病院
広島

かかりつけ医シリーズ 8

こころの病気編

うつ病・不安障害・統合失調症・認知症・依存症など

医療評価ガイド編集部 編著

南々社

医者が選んだかかりつけ医&病院❽・こころの病気編

患者目線の「良いかかりつけ医・病院」がわかる

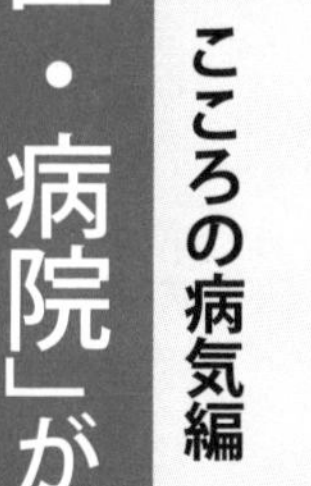

本書は、編集部が広島の総合病院や診療所など複数の医師を取材して、信頼できる心療内科・精神科・神経科などの医師を推薦してもらい、**地域性なども考慮して選んだ17の医療施設のかかりつけ医や病院を紹介しています。推薦基準は、「医師本人や、その家族が病気になったときに診てもらいたい、患者のこころに寄り添う、かかりつけ医」です。**

17の医療施設へのインタビューを通して、具体的な診療内容やポリシー（診療方針）、医師の略歴や横顔、各施設が精通する治療について、紹介しています。

もちろん、本書に掲載した医師のほかに、広島県内には多くの優れたかかりつけ医や病院があります。

本書は、あくまでも編集部の「一つの見方」にすぎません。

メンタルヘルスの重要性が指摘される中、**良い医師を見つける目を養い、「患者力」を高め、自分に合った信頼できるかかりつけ医や病院を選ぶ参考書として、ご活用ください。**

医療評価ガイド編集部

あなたの主治医を見つけるために

健康寿命が短い広島県――高まる、かかりつけ医の役割

本書は、『迷ったときの医者選び広島』の姉妹編となります。

前書は、専門医を紹介した評価ガイドでしたが、今回の本は、診療所（開業医）や地域に密着した病院のかかりつけ医に焦点を当てたものです。広島県は、全国でも健康寿命が短い（男性・全国27位の71・97年、女性・同46位の73・62年、厚生労働省 第11回健康日本21〈第二次〉推進専門委員会資料、2016年）といわれ、初期診療を担うかかりつけ医の役割はますます重要となっています。

また、総合病院とかかりつけ医の連携が進むと、無駄な検査や治療を省くことができ、診療もスムーズになり、医療の効率化が図られ「患者」「かかりつけ医」「総合病院」の三者にとって良い状況が生まれます。

基幹病院の専門医は「目的は、患者に一番良い医療を提供すること。かかりつけ医も、いま以上に患者さんの症状に合った総合病院に紹介するなど、専門別に総合病院を上手に使うと良い。そうすれば、三者にメリットがあります」と指摘します。

医師たちの診療内容やポリシー、横顔がわかる！

ところで、かかりつけ医や病院の専門医は、日々、どんな想いで診療に取り組んでいるのでしょうか。いま、限られた医療資源（医療人、医療機器、薬剤など）を有効活用するために、かかりつけ医と総合病院の専門医との役割分担がいっそう求められています。

本書では、**「心療内科・精神科・神経内科」**などの診療について、かかりつけ医や病院の専門医の人となりやポリシー、患者への向き合い方、具体的な診療の特色、病院間の連携などを医師の本音で紹介しています。

本書「こころの病気編」の主な診療分野

●うつ病
●躁うつ病（双極性障害）
●統合失調症
●認知症
●アルコール・ギャンブル・薬物・ネット・ゲーム依存など
●不安障害・摂食障害・心身症など
●不登校・発達障害・ひきこもり

↓

上記に関して
「県内で、診療レベルの高さや安心・信頼感に定評のある病院・開業医（17施設）」や
「各疾患に精通する、総合病院などの専門医たちの解説（4項目）」
など、
最新診療（治療、検査、ケア、役立つ情報など）について患者目線でやさしく・くわしく解説しています！

●総合病院の専門医たちが最新治療をくわしく解説

広島地域で各疾患に精通する専門医たちが、「こころの病気」に関する診療について、県下の最新の治療と動向をやさしく解説しています。

また、かかりつけ医との連携や、かかりつけ医との上手な付き合い方などについてもアドバイスしています。

目次　迷ったときの かかりつけ医&病院❽／こころの病気 編

その他の地域

目次　迷ったときのかかりつけ医＆病院❽／こころの病気 編

パート1

解説

―「こころの病気」診療の最新動向

●うつ病診療の最新動向

●統合失調症医療の最新動向

●認知症を恐れず向き合う日常生活へ

●不登校・ひきこもり・発達障害診療の最新動向

うつ病診療の最新動向

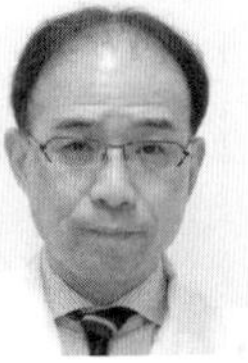

広島市立広島市民病院 精神科 主任部長
和田 健

時間に追われ、ゆったりと生活できない現代人。職場や学校での対人関係などのさまざまなストレスにさらされ、うつ病や適応障害といった心の病気が増えています。特に最近では、高齢者でもうつ病が増加し、認知症と間違われて見逃されてしまう場合もあります。うつ病の早期発見とスムーズな治療の導入にはどのようにしたらいいのか、最新治療なども踏まえ、多数の臨床経験を持つ和田健主任部長に話を伺いました。

わだ・けん。1990年岡山大学医学部卒。香川県立中央病院神経内科、高見病院、岡山大学病院精神神経科を経て、2000年広島市民病院精神科（副部長）。2011年より現職。2005年日本総合病院精神医学会金子賞受賞。日本総合病院精神医学会専門医・指導医・理事。認知症サポート医。広島大学臨床教授。

うつ病とは——精神的・身体的症状が同時に現れる

うつ病は、気分が落ち込んで憂鬱《ゆううつ》になったり、やる気が起きないなどの精神的な症状に加えて、「眠れない」「食事がとれない」「体がだるい」「疲れやすい」といった身体的な症状も同時に現れる病気です。

うつ病は、精神疾患の中で気分障害という診断グループに属し、冬になると悪化する、季節性うつ病と呼ばれる経過をたどる方もいます。気分障害の中には、双極性《そうきょくせい》障害（別名、躁《そう》うつ病。躁・うつ両方の時期が経過中に現れる）、うつ病（うつの時期のみを繰り返す）、気分変調症（2年以上にわたって軽症のうつ状態が持続）が主要な診断名として知られています。

厚生労働省の患者調査によると、医療機関を受診する気分障害の患者数はおよそ100万人で、男女別でみると女性のほうが男性よりも1・6倍多いという結果が出ています。医療機関を受診していない患者数も一定数いると考えられるため、もっと多くの方がうつ病で苦しんでいると考えられます。

「躁」「うつ」それぞれの状態の違い

うつ状態では、気分が落ち込み、喜びや楽しみを感じなくなり、自分を責め

双極性障害（躁うつ病）のイメージ

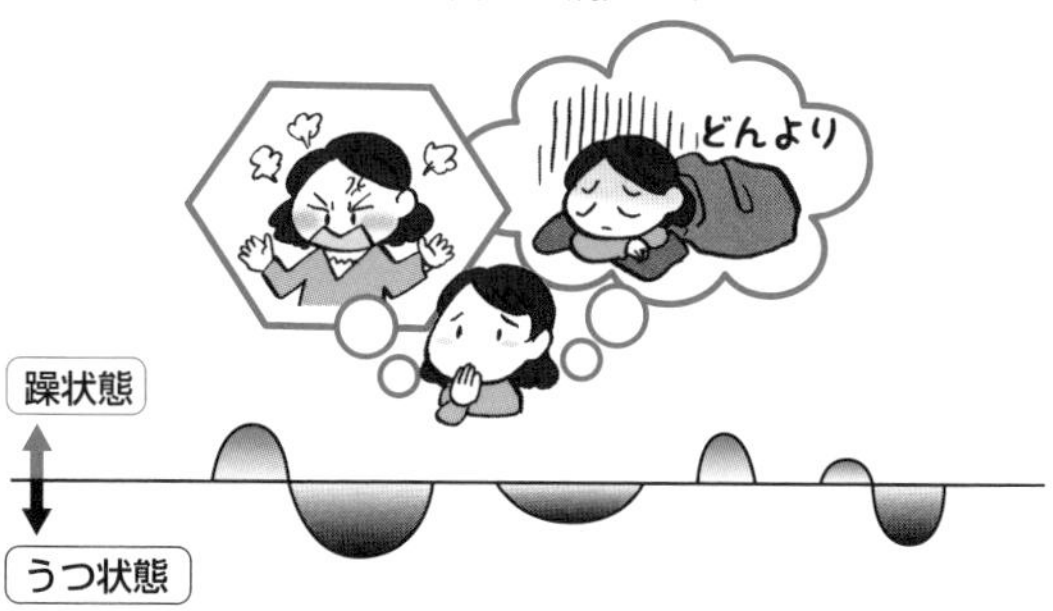

たり、自分には価値がないと感じて絶望したり、将来を悲観したり、しばしば死にたいという気持ちが生じます。意欲や興味が湧いてこなくなり、頭が回らなくなり、自信を失い、必要な行動をとることができなくなります。

躁状態では、気分が爽快《そうかい》で高揚し、自分が世界の中心で何でもできるような気になります。さまざまなアイデアが次々に湧《わ》いて止まらなくなったり、夜も眠らず動き回ったりと過活動になり、浪費や行き過ぎた言動、対人トラブルにより、社会的信用や財産、職を失ったりすることもあります。一般的に、患者本人は躁状態の時期には病気だと認識できず、医療機関には受診しないことが多く、うつ状態になってから受診するためうつ病と診断されてしまいがちです。

双極性障害によるうつ状態のときに、うつ病と考えて薬物療法を行うと、躁状態を誘発したり、経過を不安定にする場合が少なくありません。

うつ病簡易チェック法

——気になる方はチェックしてみましょう

以下の9つの症状のうち、①または②を含めて、5つ以上の症状が2週間以上続いて、仕事や日常生活に困っている方は、かかりつけ医の先生に相談しましょう。

「躁」「うつ」各状態の症状

うつ状態の症状	躁状態の症状
●気分が落ち込む	○エネルギーにあふれ、気分が高まって元気になった気がする
●寝てばかりいる	○あまり眠らなくても元気
●やる気が起きない	○急に偉くなったような気になる
●楽しめない	○なんでもできる気になる
●疲れやすい	○おしゃべりになる
●なにも手につかない	○アイデアが次々に浮かんでくる
●自分には生きる価値がないと自分を責めてしまう	○怒りっぽくなる
●決断力がなくなる	○すぐに気が散る
●死にたくなる	○じっとしていられない　○浪費　○性的逸脱
●食欲がなくなる	

①ほとんど毎日、1日中ずっと気分が落ち込んでいる。
②ほとんど毎日、1日中ずっと何に対する興味もなく、喜びを感じない
③ほとんど毎日、食欲が低下（増加）し、体重の減少（増加）が著しい
④ほとんど毎日、眠れない、もしくは寝すぎている
⑤ほとんど毎日、話し方や動作が鈍くなったり、イライラしたり、落ち着きがなくなったりする
⑥ほとんど毎日、疲れやすかったり、やる気が出なかったりする
⑦ほとんど毎日、自分に価値がないと感じたり、自分を責めるような気持ちになる
⑧ほとんど毎日、考えがまとまらず集中力が低下して、決断できない
⑨自分を傷つけたり、死ぬことを考えたり、その計画を立てる

薬物療法の作用・副作用と最新事情

うつ病の治療薬は抗うつ薬と呼ばれ、SSRI（選択的セロトニン再取り込み阻害薬《そがいやく》）、SNRI（セロトニン・ノルアドレナリン再取り込み阻害薬）などが代表的で、外来治療を中心によく使用されます。抗うつ薬には、「落ち込んだ気分を改善させる」「不安や焦燥《しょうそう》を和らげる」「意欲を増進させる」「睡眠

精神疾患をもつ総患者数の推移（疾病別内訳）

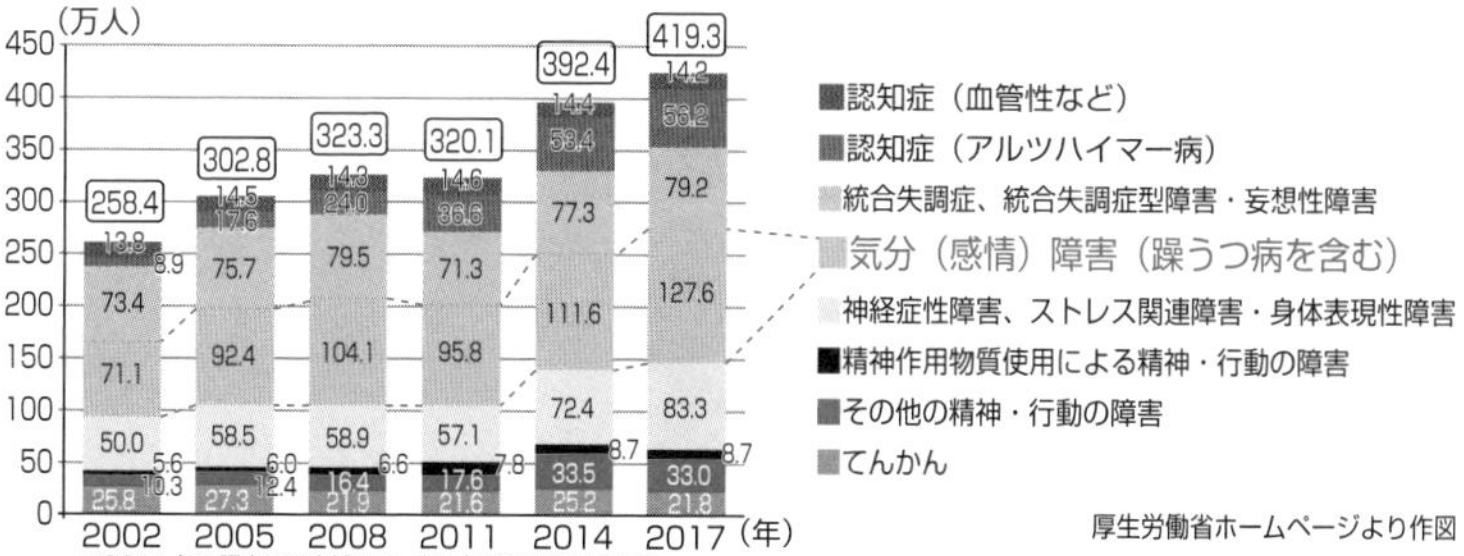

厚生労働省ホームページより作図
※2011年の調査では宮城県の一部と福島県を除いている

障害や食欲不振を改善させる」といった作用があります。作用する仕組みは未知の部分も残されていますが、脳の神経伝達物質であるセロトニンやノルアドレナリンの作用を強めることで、症状を改善させると考えられています。

副作用としては、吐き気や嘔吐《おうと》、下痢、眠気やだるさ、尿が出にくいなどがみられる場合があります。従来の抗うつ薬は投与から効果が生じるまでに、少なくとも数日~1週間程度の期間が必要ですので、焦らずに服薬を継続する必要があります。また最近、米国で新しい抗うつ薬「エスケタミン」(記憶や認知に関わるグルタミン酸神経系に作用)が登場し、その速効性が注目され、国内でも臨床試験が行われています。

うつ病では、不眠がしばしば伴うため、睡眠薬を併用することが多くなります。近年、スボレキサント(ベルソムラ®)、ラメルテオン(ロゼレム®)といった新しいタイプの睡眠薬も登場しました。スボレキサントは、睡眠と覚醒《かくせい》のスイッチに関与するオキレシンという物質の作用を遮断して睡眠をもたらすので、自然に近い眠りを導きます。ラメルテオンは、睡眠を促す脳内ホルモンであるメラトニンという物質と同じように作用し、睡眠のリズムを整えます。

どちらも、従来の睡眠薬で問題となっていた依存性がないというメリットがあります。

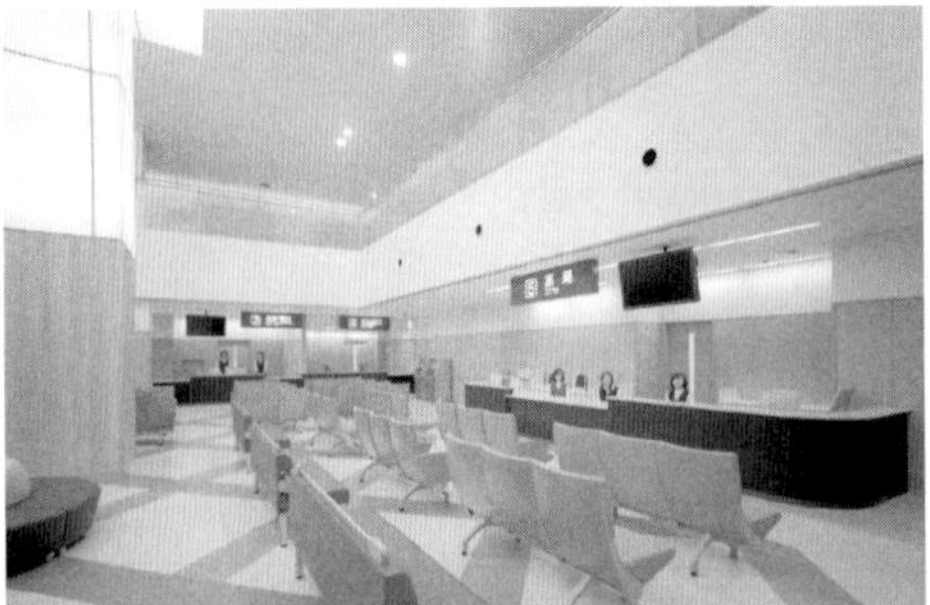
外来待合ロビー
(広島市民病院)

認知行動療法で本来の行動（思考）へ改善

当院では、臨床心理士との連携により、専門的な心理療法や心理テストなどを行っています。うつ病の患者さんでは、病状により悲観的な思考に陥り、本来の正しい行動がとれなくなることがしばしばあります。認知行動療法は、マイナス思考になっている点を具体的に整理し、それをプラスの思考に修正し、本来とるべき行動につながるように改善していく心理療法です。

例えば、「仕事で失敗してしまった」という場面があったとすると、そのときに患者さんが感じた否定的な感情と考え（自動思考）および、その強さを数値で書き出してもらいます。その後、事実と照らし合わせて否定的な自動思考の修正を試み、より現実的な思考（合理的思考）へと修正を試み、その結果、気分的な改善も得られます。

否定的な自動思考を具体的にあげて、臨床心理士とともに客観的に検討することで、自分の陥りやすい思考の癖に気づき、より合理的な思考に修正できることを理解できるようになります。

認知行動療法

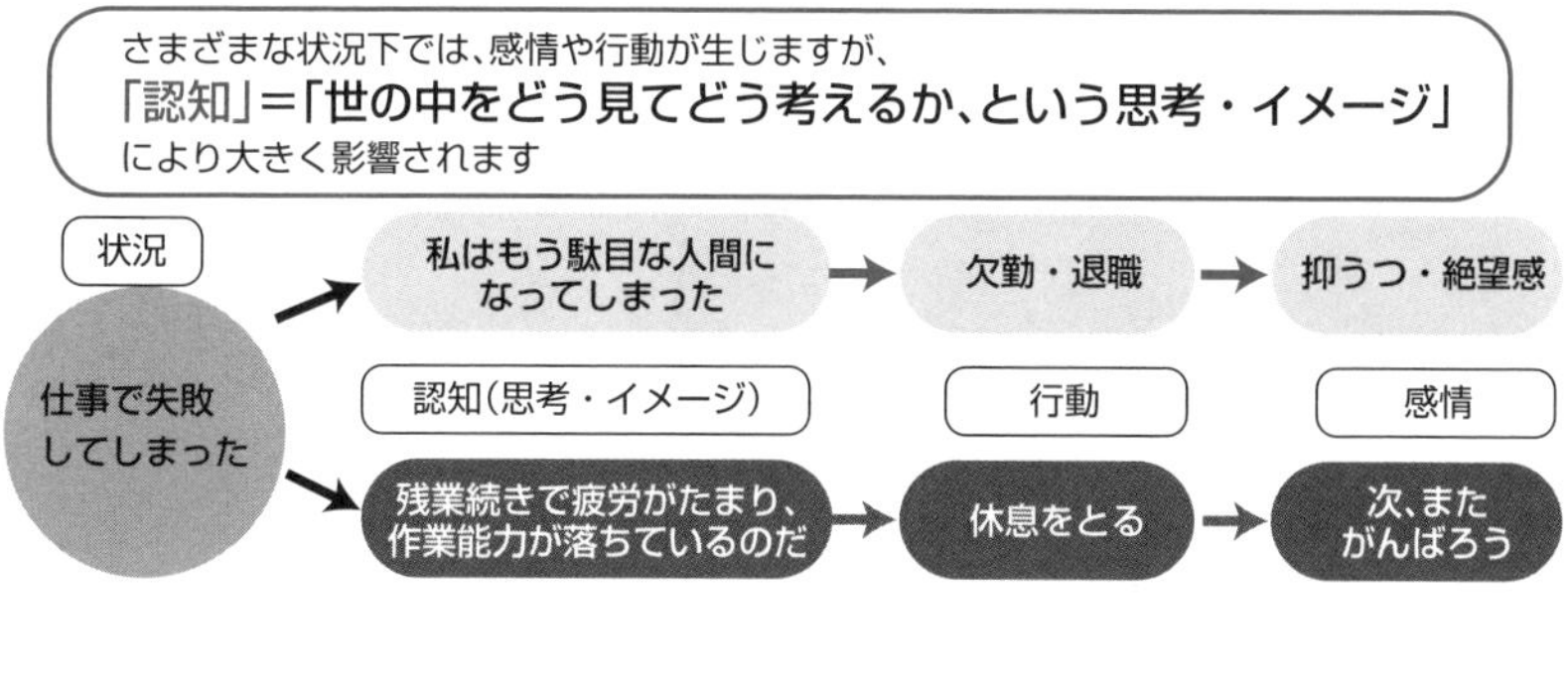
さまざまな状況下では、感情や行動が生じますが、
「認知」＝「世の中をどう見てどう考えるか、という思考・イメージ」
により大きく影響されます
状況
仕事で失敗してしまった
私はもう駄目な人間になってしまった
欠勤・退職
抑うつ・絶望感
認知（思考・イメージ）
行動
感情
残業続きで疲労がたまり、作業能力が落ちているのだ
休息をとる
次、またがんばろう

その他の治療法
——電気けいれん療法（ECT）・経頭蓋磁気刺激療法（rTMS）

薬物療法が効かない、または副作用のため行えない重症のうつ病患者に対しては、麻酔科医の協力のもと電気けいれん療法（ECT）を行う場合もあります。治療では、短時間ですが点滴で静脈麻酔を行い、筋弛緩薬《きんしかん》を併用して苦痛をなるべく減らして行います。前額部に電極を置き、脳に通電する治療法ですが、2002年以降はパルス波治療器（サイマトロン®）を使用し、以前に比べてより少ない電気量でけいれん誘発が可能になったため、脳への負担が少なく、頭痛などの副作用も少なくなりました。

経頭蓋《けいとうがい》磁気刺激療法（rTMS）は、脳に磁気刺激をする米国発祥の治療法で、2019年に国内でも1社の機器が厚生労働省から認可を受けました。ただし、治療を行うためには治療施設の基準が厳しく、保険適応での治療はまだ拡がっていません。

治療では、磁場を発生するコイル装置を用いて脳の特定の部位を刺激し、低下した脳機能を改善させます。難治性のうつ病が保険適応となっており、薬物治療や電気けいれん療法に比べて副作用が少なく、安全性が高いのが特徴です

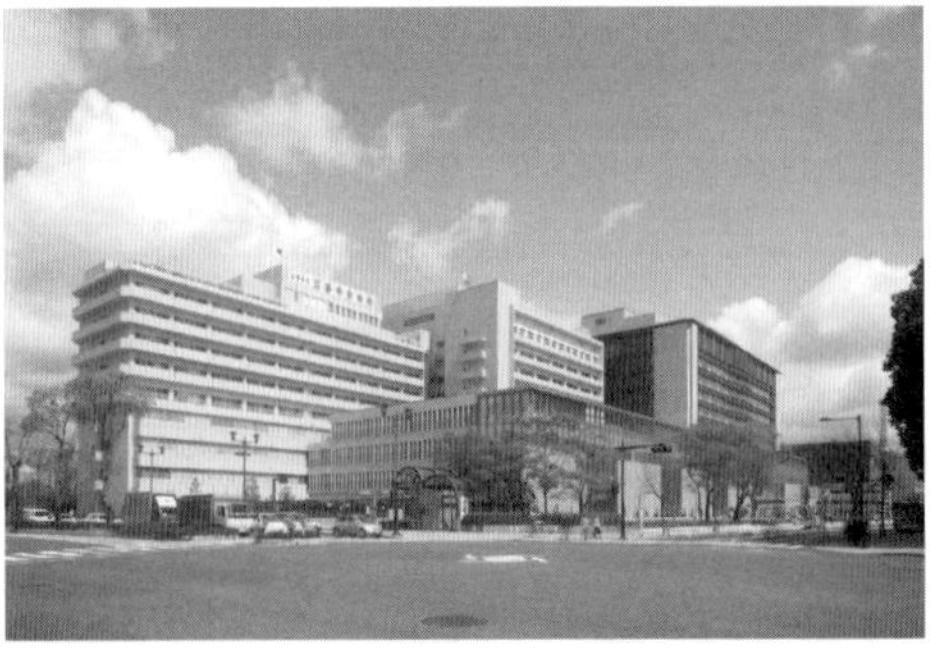

同院外観

が、1か月程度毎日通院が必要など、患者さんのさまざまな負担が課題となっています。

かかりつけ医との病診連携

県下では、地域で開業している精神科専門医と連携し、入院が必要な患者さんを当院などの総合病院で受け入れて入院治療を行い、退院後には、再びかかりつけ専門医の先生に継続して診てもらえるような体制が構築されています。気分の不調など、気になることがあれば、まずは地域のかかりつけ医に相談してみてください。

まずはかかりつけ医に相談してみましょう

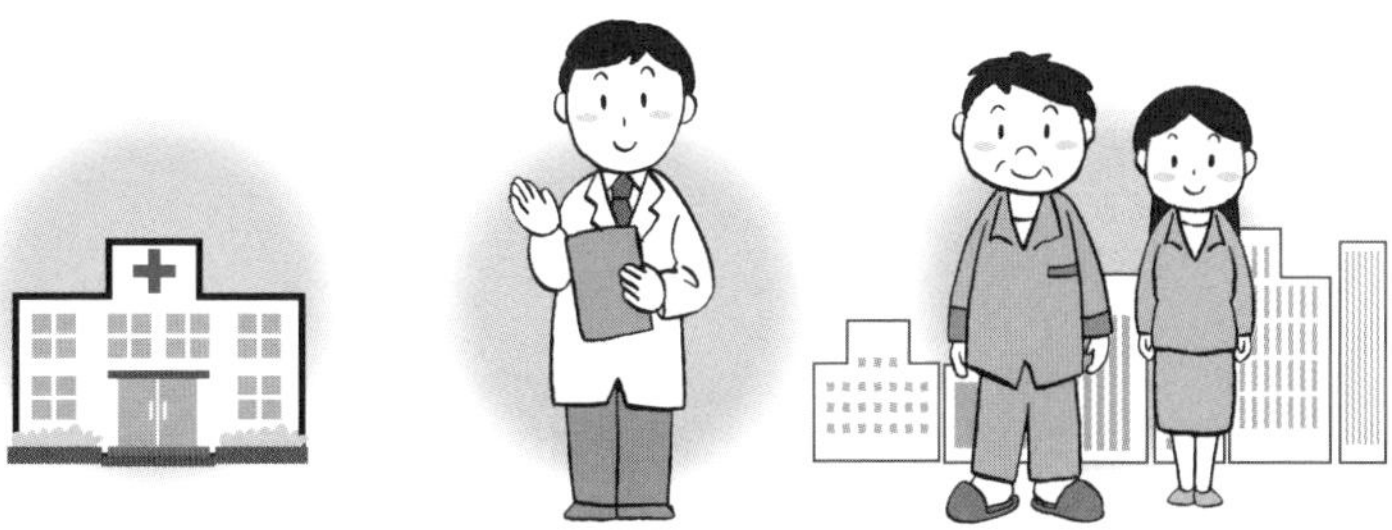

統合失調症医療の最新動向 ――夢や希望を大切に、地域社会への移行を支援

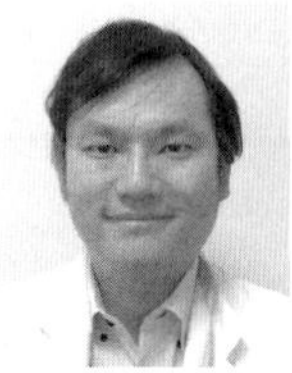

草津病院 精神科 部長 藤田 康孝

統合失調症は、完治が難しく慢性化しやすい病気ですが、治療薬やチーム医療の進歩によって治療成績は向上しており、重症化する患者は減少傾向にあります。また、世界的な傾向として、「入院は一時的なもので、予後は地域で暮らす」ことを基本に治療を進めるようになってきており、国も就労支援を積極的に行っています。県下の統合失調症医療をリードする草津病院の藤田康孝先生に、最新の治療法や地域移行の考え方について話を伺いました。

ふじた・やすたか。2003年広島大学医学部卒。関連病院で研修後、2010年草津病院着任。2015年より現職。医学博士。精神保健指定医。精神神経学会専門医・指導医。麻酔科標榜医。

進化したチーム医療で治療成績が向上

疾病に対して、最先端の治療技術を持って専門的治療にあたるのは重要なことです。しかし、精神科医療の場合は特に、「できる限り、年齢相応の健康的な生活レベルの確立や、人としての成長をめざす」ことを最終的な目標として、救急・急性期医療からリハビリ、地域生活への復帰、一般就労、復職支援まで、一貫した支援体制のもとに治療を進めていく必要があります。

統合失調症の患者さんの症状としては、陽性症状（幻覚、幻聴、妄想《もうそう》など）、陰性症状（集中力の低下、コミュニケーションの支障、引きこもりなど）、認知機能障害（注意力の低下等）などの精神症状が認められます（下図）。一般的には、思春期～青年期、10歳代後半～20歳代で発病する場合が多く、成績が下がったり、仕事の効率が落ちたりして周囲から気づかれることがよくあります。女性の場合、閉経後に発症することも少なくありません。

近年、急増しているうつ病や認知症と違い、統合失調症は増加傾向にあるわけではありませんが、１００人に1人程度発症する決して珍しくない病気で、基本的に完治することが少なく、継続した治療が必要となります。しかし、現在は生物学的アプローチ（薬物療法）を中心に、心理学的アプローチ（リハビ

統合失調症の症状

陰性症状	陽性症状
●感情の平板化（感情鈍麻） 喜怒哀楽の表現が乏しくなり、他者の感情表現に共感することも少なくなる	○妄想 「テレビで自分のことが話題になっている」「ずっと監視されている」など、実際にはないことを強く確信する
●思考の貧困 会話で比喩などの抽象的な言い回しが使えなかったり、理解できなかったりする	○幻覚 周りに誰もいないのに命令する声や悪口が聞こえたり（幻聴）、ないはずのものが見えたり（幻視）して、それを現実的な感覚として知覚する
●意欲の欠如 自発的に何かを行おうとする意欲がなくなってしまう。また、いったん始めた行動を続けるのが難しくなる	○思考障害 思考が混乱し、考え方に一貫性がなくなる。会話に脈絡がなくなり、何を話しているのかわからなくなることもある
●自閉（社会的引きこもり） 自分の世界に閉じこもり、他者とのコミュニケーションをとらなくなる	

リなど）や、社会学的アプローチ（環境調整など）と一体となったチーム医療が進歩してきているため、治療成績はかなり向上してきており、重症の患者さんは減ってきています。早期発見ができれば、軽度で済んでスムーズに社会復帰できる場合が多く、現在では約20％の方が一般就労しているとされています。

薬物療法で症状を抑えつつ、ＱＯＬ（生活の質）を高める

統合失調症は、できるだけ早期に兆候を認めて、薬物療法を行うことで再発を抑えられますが、原因を突き止めにくい病気のため、以前は症状を抑えることを第一に、かなり多くの薬を処方してしまう傾向にありました。それらの薬の中には、眠気を誘ったり、動作を緩慢にさせるなど、生活に支障をきたすものも少なくありませんでした。患者さんの社会復帰を進めるためにも、現在では副作用が少なく、生活機能を阻害しない薬を厳選して処方する傾向にあります。

薬を完全にやめてしまうと再発のリスクが高くなるため、薬物療法は長期に及びます。そのため、一か月に一回の筋肉注射だけで済む治療薬や、口の中に入れるとすぐに溶けるもの、一日一回皮膚に張り付けて使用するテープ状のものなど、服薬するという感覚を抑えた治療薬も開発されています。薬物療法で症状の再発を抑えつつ、患者さんのＱＯＬを向上させることが図られているのです。

統合失調症の治療

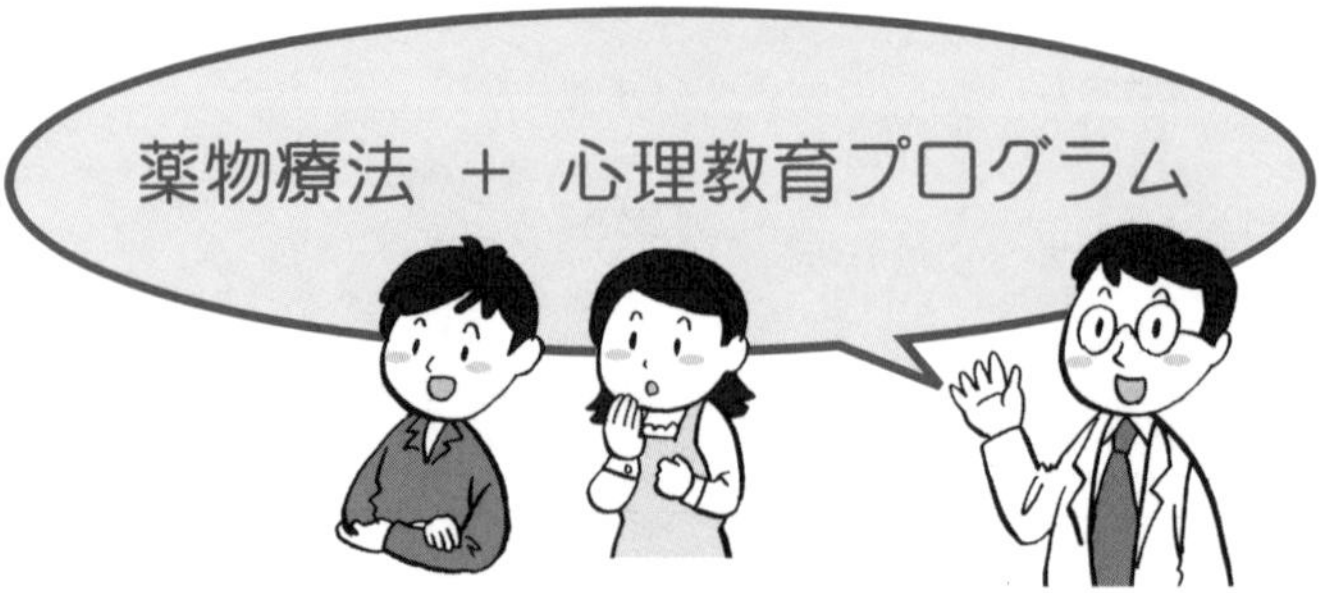

重篤な患者さんのための新しい治療法

新しい治療法としては、クロザピン治療があります。これは、一般治療薬では効果が上がらないタイプの治療抵抗性統合失調症に対して効果のある薬を投薬するもので、明らかな病状の好転がみられます。その一方で、白血球が減るという副作用が約1％の人に現れるため、処方を認められる機関が限られており、広島県では主に当院が治療を行っています。

一般の薬物治療で効果が上がらず、自殺の危険性があったり、物が食べられなかったりして命に関わるような重篤《じゅうとく》な患者さんには、ECT（電気けいれん療法）を行います。これは、全身麻酔をして電気で脳を刺激し症状を改善させるもので、高い効果が上がっています。

「電気でショックを与える」というと従来は危険なイメージがありましたが、現在では安全性が向上しており、多剤を大量に使う薬物療法よりも安全で効果が得られる場合もあります。また、クロザピン治療とECTを組み合わせて治療する場合もあります。今後も、新しい治療薬や治療法について、治験結果をみながら積極的に取り入れられていくと考えます。

統合失調症は原因を特定できない病気ですが、遺伝子研究が進めば、10～20

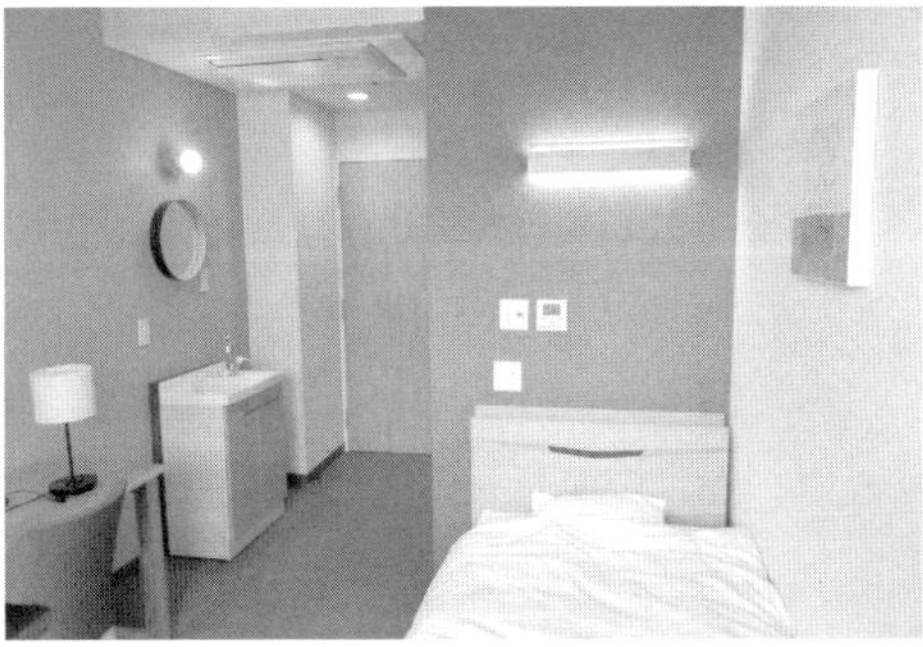

入院個室
（草津病院）

年後には発病リスクのある遺伝子が検出できるようになり、統合失調症にかかる確率や即効性のある薬などが分かるようになるかもしれません。心理的な問題もあるとはいえ、統合失調症の実態は脳の病気ですので、脳科学の進歩によって原因が解明される可能性もあります。

心理教育プログラム――病気との上手な付き合い方を学ぶ

統合失調の治療を考える際に、今後のキーワードとなるのが「地域支援」「地域移行」です。これからは、患者さんが地域の中で自分らしく生きていくことを目標に、入院の初期段階から外来治療や地域社会への復帰を視野に入れて治療プログラムを組んでおくことが、ますます必要になっていくと考えます。

当院で行っている心理教育プログラムでは、基礎編（入院中に病気の初歩的な対応法を学習する）、応用編（社会生活を送った上で実際に起きた課題に対して、外来診療としてグループミーティングを中心に解決していく）に分けて行っています。統合失調症の患者さんは病気を否認する気持ちが強い場合が多いため、まずは病気に対する正しい知識を持ってもらい、ストレスに対処し、慢性化しやすい病気と上手に付き合っていくためのものです。

この病気は患者さんとご家族との関わりが非常に重要で、地域社会への復帰

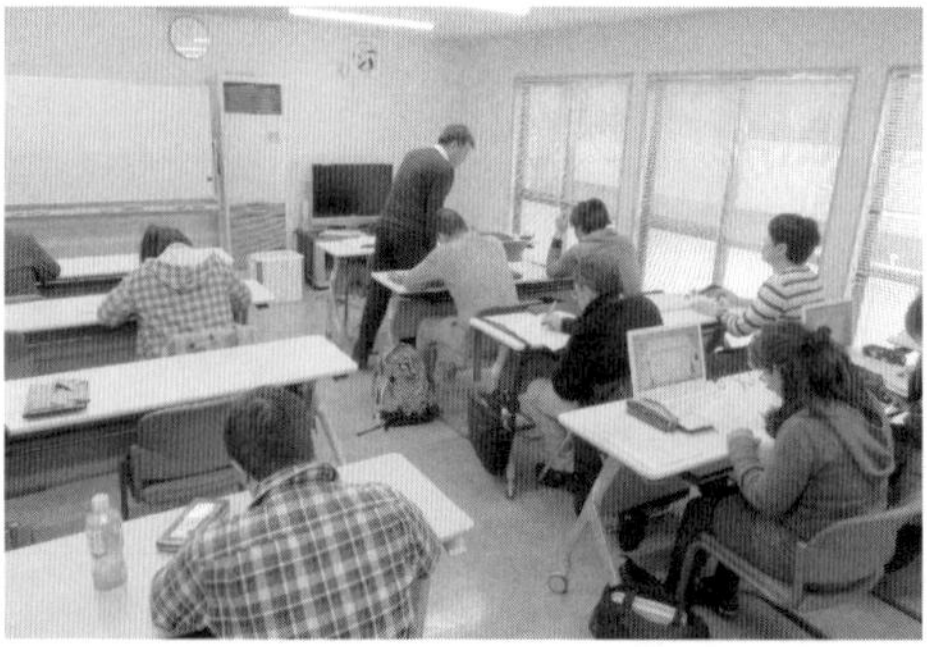

復職支援プログラム

はご家族の協力が欠かせないため、当院の家族教室（病気との付き合い方を学ぶ）や、身近なかかりつけ専門医を持って有効に利用してみてください。

夢や希望を大切にした就労支援などのサポート

心理教育プログラムは、あくまでも「病気を受け入れて、どう付き合っていくか」という視点に立ったプログラムであり、これだけでは不十分です。患者さんがより生き生きと生活できるようにサポートするため、終了後に社会スキルトレーニング（一般就労支援など）を行っています。認知機能や集中力を改善させ、地域社会や職場での実践力を高めるためのプログラムを、デイサービスやデイケアの形で週一回程度のペースで継続していきます。

現在では、統合失調症の患者さんに対する就労支援の考え方も変わってきています。従来は、職業トレーニングができた患者さんの就労支援を行っていたのですが、現在は、患者さんの希望を大切にし、やりたい仕事があればまずその現場に行ってもらい、そこからトレーニングを始めるようにしています。その方が社会復帰がスムーズで、症状も良くなる場合が多いです。当院でも、患者さんの夢や希望を大切にし、興味・関心に基づいた就労をめざし、就職活動の支援から採用後の職場定着支援まで、継続したサポートを行っています。

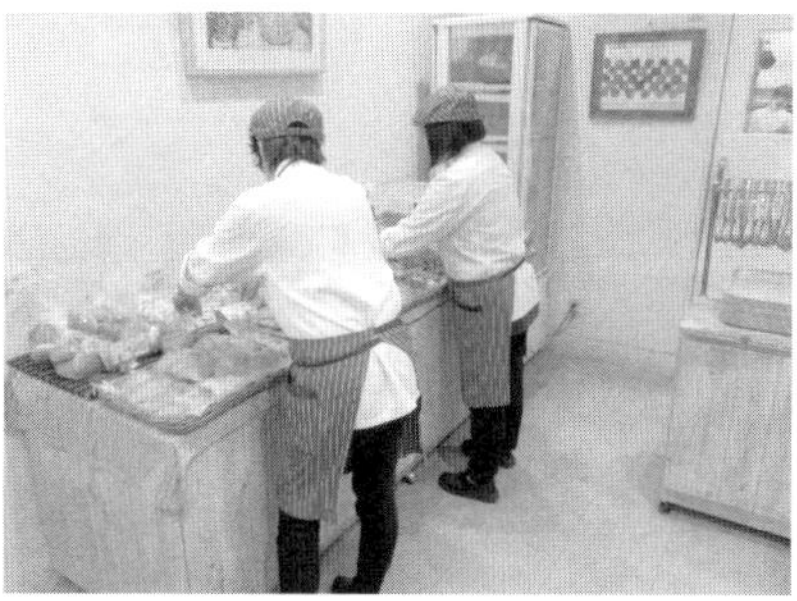
トレペンネ店内

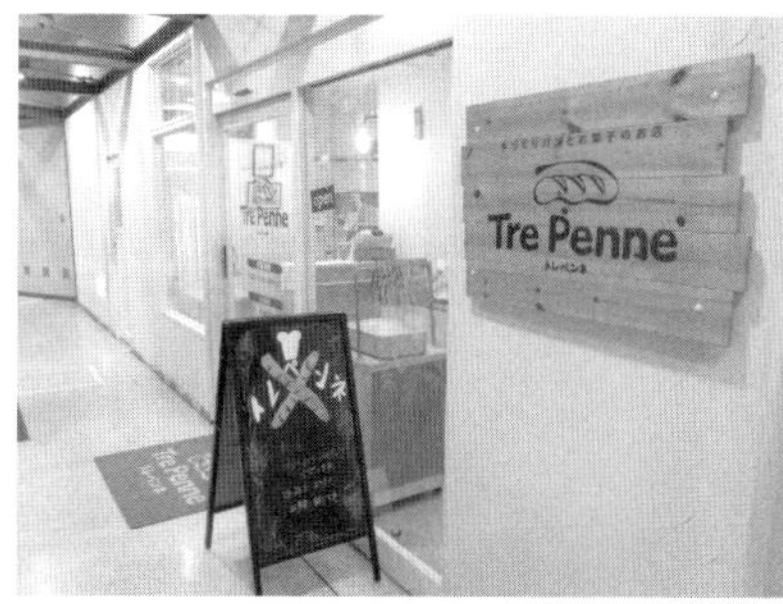

ベーカリー・トレペンネ（就労支援施設）

認知症を恐れず向き合う日常生活へ
――認知症の診断・治療・支援を理解するために

広島市西部認知症疾患医療センターセンター長
岩崎 庸子

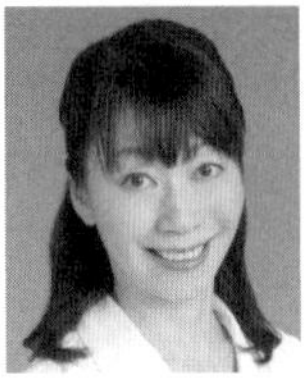

認知症は、脳にダメージを与える病気があるため日常生活に必要な機能が失われ、自立した社会生活が送れなくなっている状態をいいます。現在の医学では完治が難しい場合が多く、予防や進行を遅らせるため、生活環境を整える支援や医療が大切になってきます。ここでは、認知症医療の拠点を担う施設でリーダーシップを取り、地域と連携したサポートにも取り組んでいる岩崎庸子センター長に話を伺いました。

いわさき・ようこ。1989年広島大学医学部卒。広島大学病院、県立広島病院（各研修医）、マツダ病院、賀茂精神医療センターなどを経て、2011年より現職。2015年草津病院副院長。精神神経学会専門医・指導医。老年精神医学会専門医・指導医。

認知症にはさまざまな種類がある

認知症とは、認知機能が低下することにより日常の社会生活が普段通りにできなくなる、つまり、自立性が失われている状態のことをいいます。主な病気には、①アルツハイマー型認知症、②脳血管性認知症、③レビー小体型《しょうたいがた》認知症、④前頭側頭型《ぜんとうそくとうがた》認知症があり、それぞれに特徴的な症状があります。

①は認知症の中で最も多い病気です。物忘れから始まる場合が多く、初期には段取りが苦手になったり、薬などの管理ができなくなる症状があります。②は脳血管疾患（脳出血、脳梗塞《のうこうそく》など）が原因となる認知症で、片麻痺《へんまひ》や言語障害などの身体症状がみられる場合もあります。③は手足の震《ふる》えや物忘れ、幻視を伴う特徴があります。④は脳の前頭葉・側頭葉が萎縮《いしゅく》することが原因の認知症で、社会的な配慮や常識が失われ、「会話中に突然立ち去る」「同じ行動を繰り返す」など、性格変化がみられるなどの症状があります（次ページ下図）。

アルツハイマー型認知症のそれぞれの「時期」を知りましょう

認知症の多くは、進行性のため症状も変化していきます。表れ方には個人差があり、家族や周囲の人が認知症を理解して、対応していくことが求められま

認知症と老化の違い

	認知症	老　化
原因	認知機能の障害	加齢による物忘れ
記憶	体験そのものを忘れる	体験の一部を忘れる
時間や場所	見当がつかない	見当がつく
自覚	自覚がない	忘れたことの自覚はある
症状の進行	著しく進行することも	進行はない
生活への影響	支障が生じる	大きな支障はない

す。代表的な認知症疾患であるアルツハイマー型認知症では、①症状のない時期、②気づきの時期、③発症した時期、④さまざまな症状が出てくる時期、⑤やや重度の時期があります（次ページ下図参照）。

①症状のない時期は予防の時期と考えて、人と交流したり、バランスの良い食事と適度な運動を心がけることが大切です。②気づきの時期には、「物忘れ」「いつも何かを探している」「好きだったものに興味がなくなる」「外出が億劫になる」などの変化が起き始めます。こうした気づきが早期発見につながり、本人や家族からの相談も増えてくる時期になります。③発症した時期には、日常生活で見守りが必要になります。「時間や日にちが分からない」「同じことを繰り返す」「料理など家事の失敗」といった症状があります。④さまざまな症状が出てくる時期には、日常生活に手助けや介助が必要になります。できないことも増えますが、行動には理由があり、頭ごなしに怒るのは禁物です。⑤やや重度の時期は、常に介護が必要となります。「一人で食事できない」「着替えや排せつができない」「寝ていることが多くなる」などの時期です。家族だけで抱え込まず、さまざまな施設やサービスを活用しましょう。どの時期も、本人への共感や周りの理解が不可欠です。

認知症の種類、特徴など

	アルツハイマー型認知症	レビー小体型認知症	脳血管性認知症	前頭側頭型認知症
初期症状	物忘れ	幻視、妄想、うつ症状	物忘れ	身だしなみに無頓着、同じ言動や行動を繰り返す
特徴	見当識障害※1、徘徊	幻視、妄想、パーキンソン症状※2	感情をコントロールできない、手足のしびれ	人格が変わる、自発性低下
進行・経過	記憶障害から見当識障害へとゆっくり進んでいく	調子が良いときと悪いときを繰り返して進行する	脳梗塞などが引き金となり、認知機能が段階的に悪化する	ゆっくりと年単位で症状が進行する

※1 見当識障害…物忘れをしたり、時間や場所が認識できなくなること
※2 パーキンソン症状…手足が小刻みに震えたり、筋肉がこわばるなどの症状

認知症の診断や治療で大切なこと

診断に大切なのは、患者さん本人の既往歴や経過をしっかりヒアリングすることです。例えば、電話で専門病院へ最初の相談があったとき、診療の予約を取るだけでなく、病院のソーシャルワーカーが聞き取りをする場合もあります。他の病院へ通院していた場合には病歴を確認するなど、きめ細やかに情報を受け取ってから、専門医の診療へと移ります。面談時の内容、本人の様子、CT・MRIの脳画像診断（必要な場合）を合わせた総合的な診断により、時間をかけて認知症かどうかを判定しています。

中には、慢性硬膜《こうまっ》下《か》血腫《けっしゅ》や正常圧水頭症《すいとうしょう》などが原因で症状がみられる場合があり、外科的治療で改善するケースもあります。また、甲状腺《こうじょうせん》機能低下症による症状も内科的な治療で対応できます。さらに高齢者の場合は、薬や脱水による意識の曇《くも》りなどが認知症に似た症状と判断されることもあるため、早めに専門病院を受診することをお勧めします。

治療では、アルツハイマー型認知症であれば抗認知症薬を使います。副作用も少ないため、初期の患者さんなら正しい服用で進行を遅らせる効果があります。個人差で胃腸の不快などの症状が服用時にみられますが、他の胃腸薬と併

アルツハイマー型認知症の進行

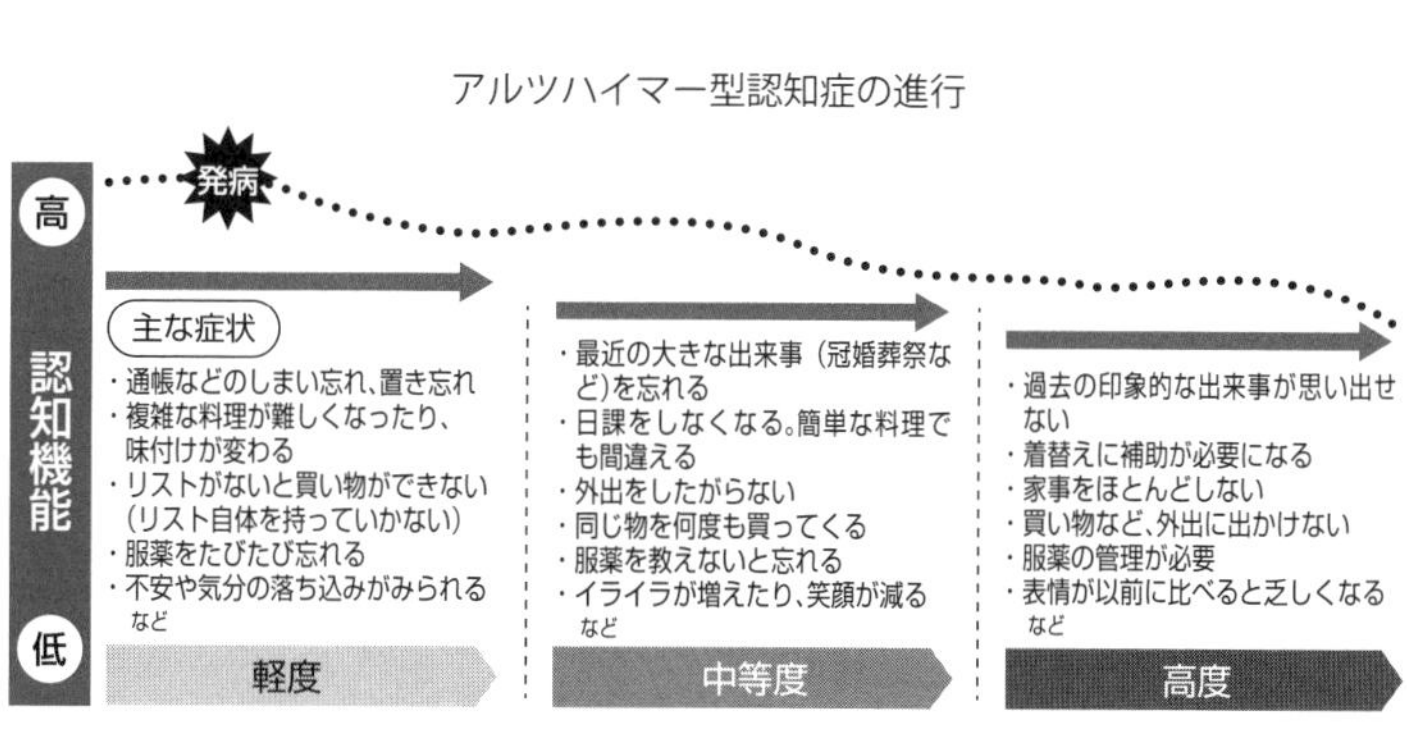

高
認知機能
低
発病
主な症状
・通帳などのしまい忘れ、置き忘れ
・複雑な料理が難しくなったり、味付けが変わる
・リストがないと買い物ができない（リスト自体を持っていかない）
・服薬をたびたび忘れる
・不安や気分の落ち込みがみられる
など
・最近の大きな出来事（冠婚葬祭など）を忘れる
・日課をしなくなる。簡単な料理でも間違える
・外出をしたがらない
・同じ物を何度も買ってくる
・服薬を教えないと忘れる
・イライラが増えたり、笑顔が減る
など
・過去の印象的な出来事が思い出せない
・着替えに補助が必要になる
・家事をほとんどしない
・買い物など、外出に出かけない
・服薬の管理が必要
・表情が以前に比べると乏しくなる
など
軽度
中等度
高度

用することで緩和できます。精神的な症状（妄想《もうそう》、興奮など）によって明らかに日常生活が困難な場合は、３か月を目安とした入院治療も選択できます。

認知症そのものには、決定的な治療法はありません。患者さんとご家族の生活の質を守り、高めるためには、専門医や医療・看護スタッフ、地域の支援施設、そしてご家族の連携により、患者さんの思いに寄り添うことが大切です。

地域のさまざまな施設を利用しましょう

各自治体では、認知症患者の増加に対応するためさまざまな支援を提供しており、自宅や介護施設で「その人らしく」過ごせるよう、医療・介護・生活支援・介護予防・住まいを柱とした地域包括ケアを整備しています。心配や不安なことがあれば、早めにかかりつけ医や専門病院、地域の健康・福祉窓口、地域包括支援センターへ相談してください。

また、地域の家族会などに参加して、孤立しない行動も大切です。認知症疾患医療センターでも、認知症疾患に関する専門医療相談や、認知症の検査・識別診断、認知症に伴う行動・心理症状に対応しています。

近年問題になっているのが若年性《じゃくねんせい》認知症（65歳未満で発症）への対応ですが、現在の施設基準では支援不足になりがちです。当院では、女性の若年性認知症

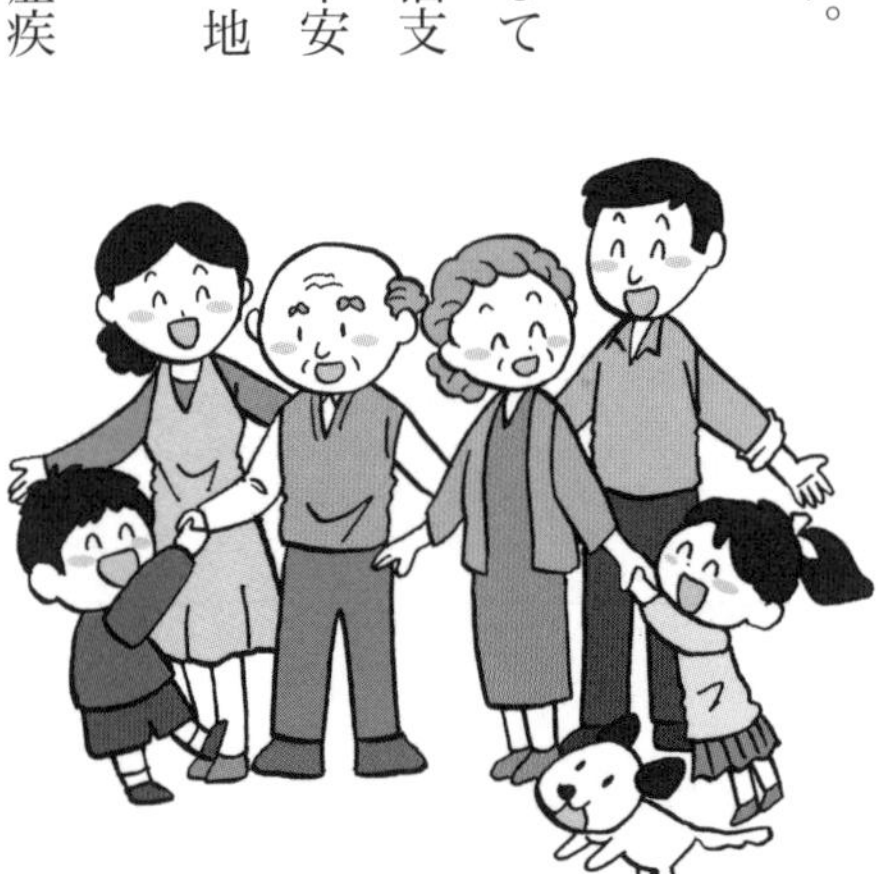

患者に特化したデイケア施設を開設し、お互いの悩みや不安を共有しながら交流することにより、明るく元気に認知症と向き合う生活の維持に貢献しています。

認知症と"ともに"前向きに過ごす人生を

認知症の診断は、医師にとっても慎重かつ丁寧な姿勢が求められます。診断された患者さんは、「ああ、自分はもうだめだ」と悲観される方も少なくありませんが、「認知症は時間をかけてゆっくり進行する症状」と理解してください。つまり、「明日から急に生活が変わる」「周りに迷惑をかけるだけ」、すぐにそうなってしまうことはありません。認知症と前向きに向き合い、これからの人生を有意義かつ楽しく過ごせるためには、「何が必要か」「どういう方法があるか」考えていきましょう。

認知症の患者さん同士が孤立せず、心と体が活動できる間は趣味や楽しみを持ち、支え合える場面も数多くあります。私たちも、患者さんの生きてきた情報を知り、それを役立てながら、ご家族や周りの環境とともに「その人らしい」時間を過ごしていただけるよう努めています。ぜひ多くの人、そして出来事と関わり、心の折れない生き方を続けてください。

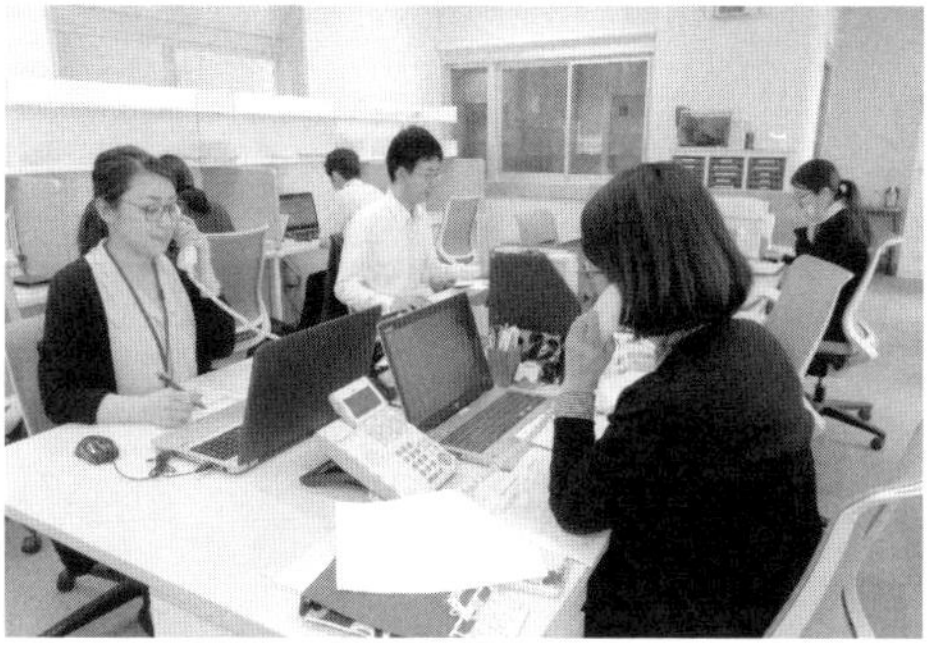

電話相談に対応する
同センターのスタッフ

不登校・ひきこもり・発達障害診療の最新動向

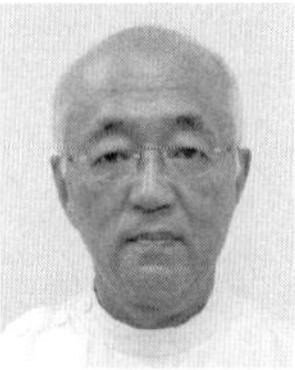

広島市こども療育センター心療部長
児童心理治療施設「愛育園」園長
西田 篤

同センター・同施設では、不登校やひきこもり、発達障害といった課題を抱える子どもたちに対して、医療・福祉・教育が一体となって支援を進め、育ちのサポートをしています。小学生以上を対象に、県下で最多、年間１００人前後の新規不登校児の治療と家族支援を専門に行っている、広島市こども療育センターの西田心療部長に話を伺いました。

にしだ・あつし。1984年岡山大学医学部医学科卒。天理よろづ相談所病院ジュニアレジデント、岡山大学病院、十全第二病院を経て、1991年広島市こども療育センター着任。1998年「愛育園」園長。2014年広島市こども療育センター心療部長。医学博士。全国児童心理治療施設協議会会長。岡山大学医学部臨床教授。

不登校が増えている要因とは――「子ども」「学校」「家庭」

不登校とは、文部科学省の定義では「何らかの心理的、情緒的、身体的、あるいは社会的要因・背景により、児童生徒が登校しないあるいは、したくともできない状況にある者（ただし、「病気」や「経済的理由」による者を除く。）」となっています。少子化で子どもの数自体は減っていますが、不登校の児童生徒の数は高止まりしており、割合としては増えています。

不登校には、①子ども、②学校、③家庭それぞれの要因があります。まず、①子どもの要因として、学校で求められる社会性や社交力が、その年齢段階において獲得できていないことがあげられます。これは少子化とも関係していて、以前に比べて、兄弟姉妹や近所の遊び仲間が少ないことから、子ども同士が集団の中で揉まれたり、我慢したり、折り合いをつけるような経験が乏しくなっています。スマホなどの〝独り遊び〟の道具を持てることの影響も大きいです。就学以降、規律ある学校生活では、自分中心の生活や行動を他人や状況に合わせ、適応することが求められますが、それが上手くできない子どもが出てきます。

②学校の要因としては、子どもだけでなく親も含めて、そこ（学校）が「行

不登校を構成する３つの要素

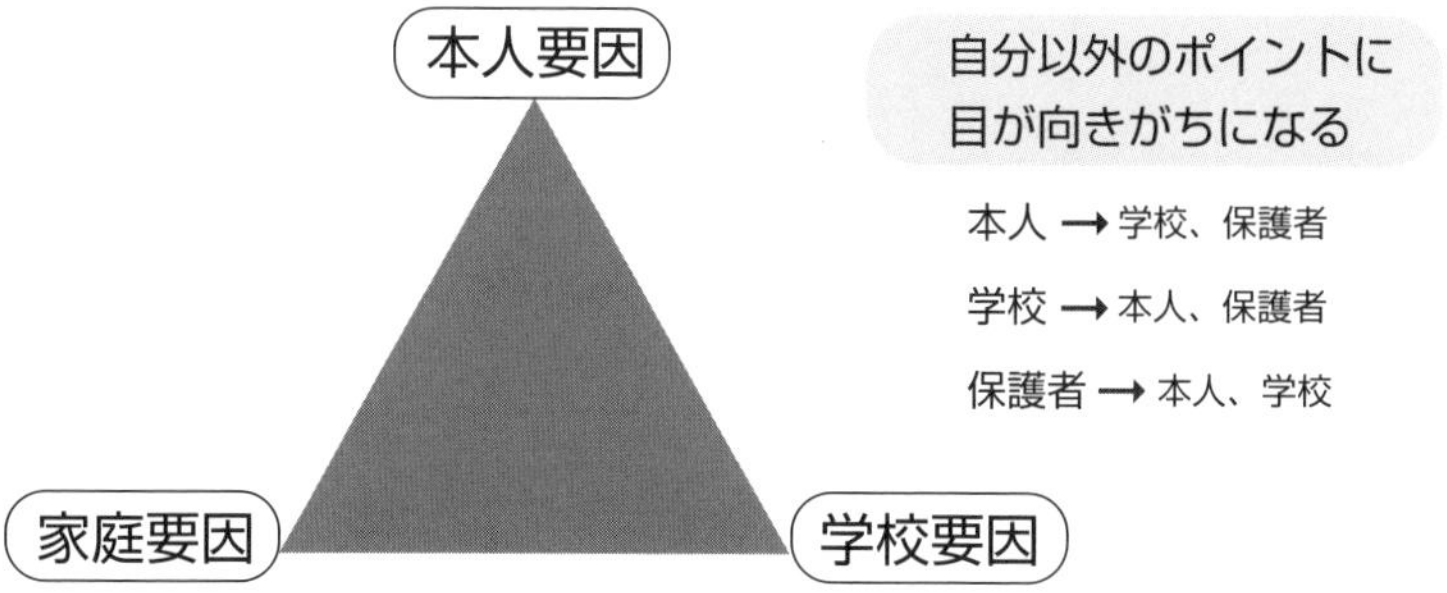

くべき所である」という意識が希薄になっていることや、不安や弱さを抱えた子どもを包摂《ほうせつ》するクラスの力が以前に比べて弱くなっていることがあげられます。

③家庭の要因としては、親自身が生活やその他のことで手一杯となり、子どもの悩みをじっくり聞けなかったり、余裕を持って関われなかったりすることがあげられます。結果として、安心して子どもを学校に送り出せなくなるのです。

不登校——カウンセリングやさまざまな経験で適応力をつける

治療では、まず不登校の始まりから治療に至るまでの悩みの整理をしながら、親子の気持ちを落ち着かせ、抱えている課題を認知してもらいます。そこから少しずつ、子どもが学校に行けることをめざします。ただ、本人が学校を休んで足踏みしている間も他の子どもたちは成長しているので、元の集団や学校に戻ることが困難な場合もあります。このような場合には、その年齢で期待される社会生活が送れるように、広島市こども療育センター「愛育園」（下写真右）のような児童心理治療施設で、さまざまな経験をして再登校に必要な力をつけていきます。

愛育園には通所部と寄宿部があり、どちらを選択するかは親子の希望や、見立て、治療方針によります。通所部の子どもは、平日の午前中に不登校児童生

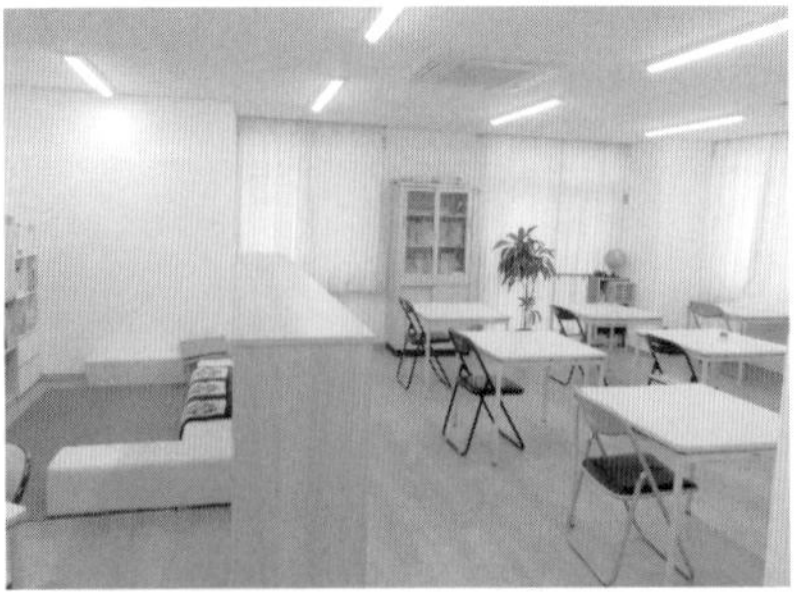
適応指導教室

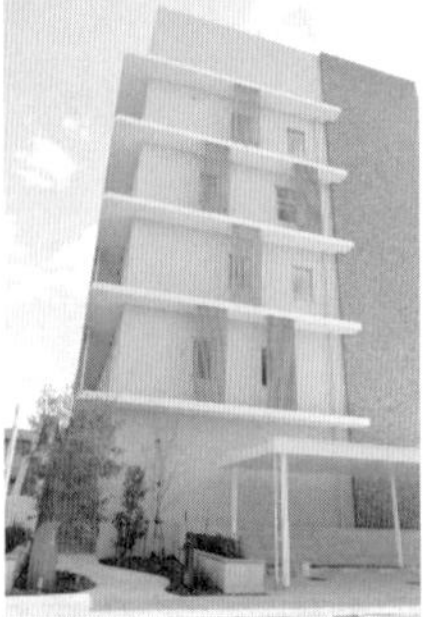
施設外観
（2020 年改築）

徒のための適応指導教室（右頁、下写真左）で学習支援を受け、午後はスポーツやイラスト、音楽などのグループ活動（下写真）を行います。また、キャンプ・園祭・お茶会（次ページ写真右）・花見などの季節の行事も体験します。行事や生活プログラムの中で重要な役割を担う体験や、仲間と一緒に何かをする経験を重ねていきます。これらの行事や活動は、寄宿部の子どもと一緒に行います。

一方、寄宿部の子どもは、原則として月～土曜まで園で生活し、週末は帰省して家族や地元の友だちと過ごします。園内には校区の小中学校の施設内分級があり、正式な学校教育や進路指導も受けられます。さらに、生活指導職員と一緒に、家での乱れた生活の改善、身辺自立に必要な生活スキルの習得、社会的自立のためのアパート探し、就職活動、生活相談などを行います。

そうした日々の生活支援や指導に加えて、通所・寄宿の両部とも、親子それぞれの定期的なカウンセリング（心理治療）を行います。その中で、過去の振り返り、現在の悩みの吐き出しや課題の確認・整理、将来のプラン作成などを行います。さらに、不安や不眠などの精神症状がある場合には、投薬治療も行います。

愛育園には高校卒業まで在園できますが、在園期間は平均すると、通所で約

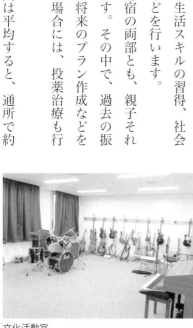

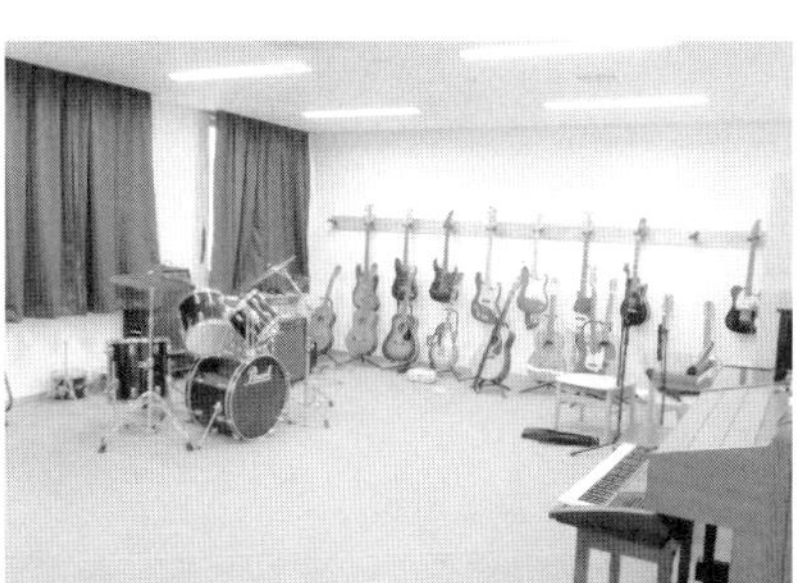
文化活動室

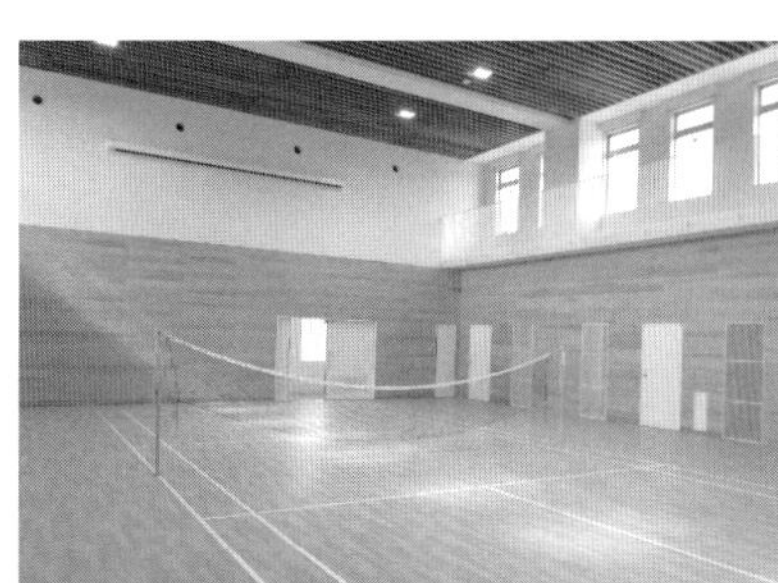
体育室

2年半、寄宿で約3年半です。最初は見通しが持てず、不安や焦りが強いのですが、自分と同じような困難な状況にあっても成長している先輩や仲間の姿を間近に見ることで、将来への展望や目標を持つことができ、「頑張ろう」という気持ちになっていきます。施設治療には、そうした利点もあります。

ひきこもり――根気よく本人に関わっていく

ひきこもりは、厚生労働省の定義では「様々な要因の結果として社会的参加（義務教育を含む就学、非常勤職を含む就労、家庭外での交遊など）を回避し、原則的には6か月以上にわたって概ね家庭にとどまり続けている状態（他者と交わらない形での外出をしていてもよい）を指す現象概念」となっています。

不登校児の多くは家から出ることができますが、残りのひきこもり状態にある子どもは、近くのコンビニエンスストアぐらいには行けるものの、周囲との関係を断ち、社会参加ができない状態にあります。現在は、自室を中心とした家の中で生活を完結できるため、一日中ゲームをしたり、ユーチューブなどの動画サイトを見たりして過ごしている子どもが増えています。

治療は、基本的に不登校と同じで、まずは家から出られることをめざします。とはいえ、子どもの受診が難しいため、最初は間接的に親を通した働きかけを

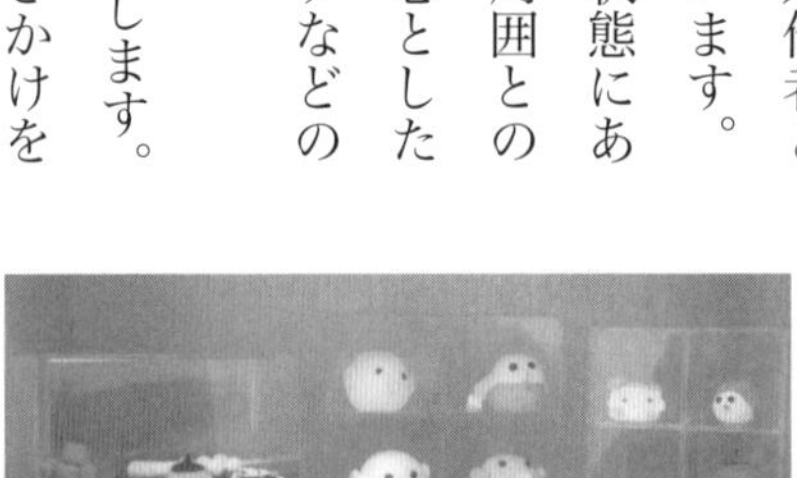
創作作品

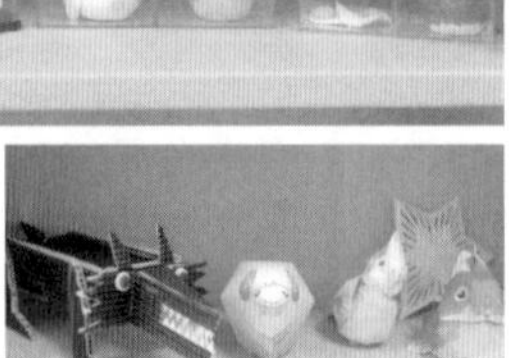
同上

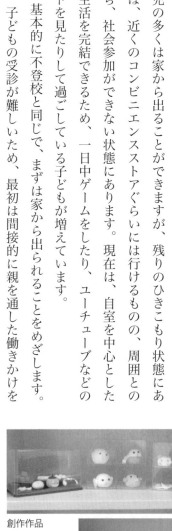

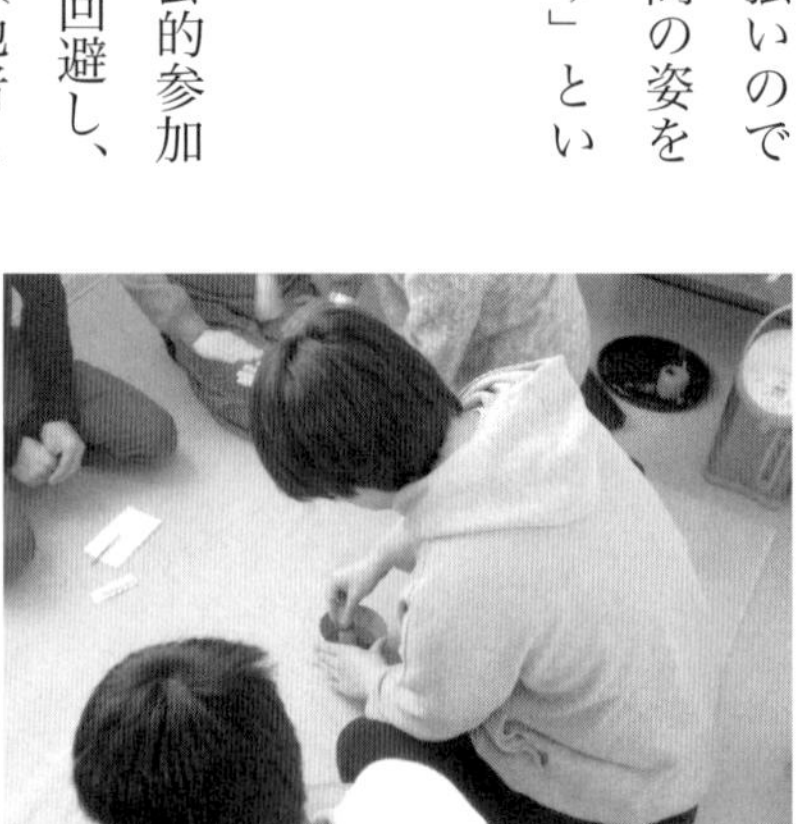
お茶会

行い、外出を促していきます。根気よく関わることが大切で、それに数年かかることもあります。進級や卒業、進学の時期に周囲が意図した働きかけをすることが、本人にとって変化の必要を意識する時期であることとも相まって、改善のきっかけになったりします。

発達障害
――子どもは適応できる力を、親は子とのかかわり方を学ぶ

発達障害は、発達障害者支援法では「自閉症、アスペルガー症候群その他の広汎性発達障害、学習障害、注意欠陥多動性障害その他これに類する脳機能の障害であって、その症状が通常低年齢において発現するものとして政令で定めるもの」と定義されていますが、医学的にはＤＳＭ－５（米国精神医学会の精神疾患の診断・統計マニュアル）の神経発達症群を中心とした障害群をさします。近年、広く知れ渡ったことにより、親や先生（保育所・幼稚園・学校）、健診担当者などの課題認知の感度が良くなり、受診につながる子どもが増えています。

発達障害児が生後から抱える特性は変わりづらいため、そうした特性があることを踏まえた上で、成長過程における歪《ゆが》みを少なくしたり、生活状況に上手

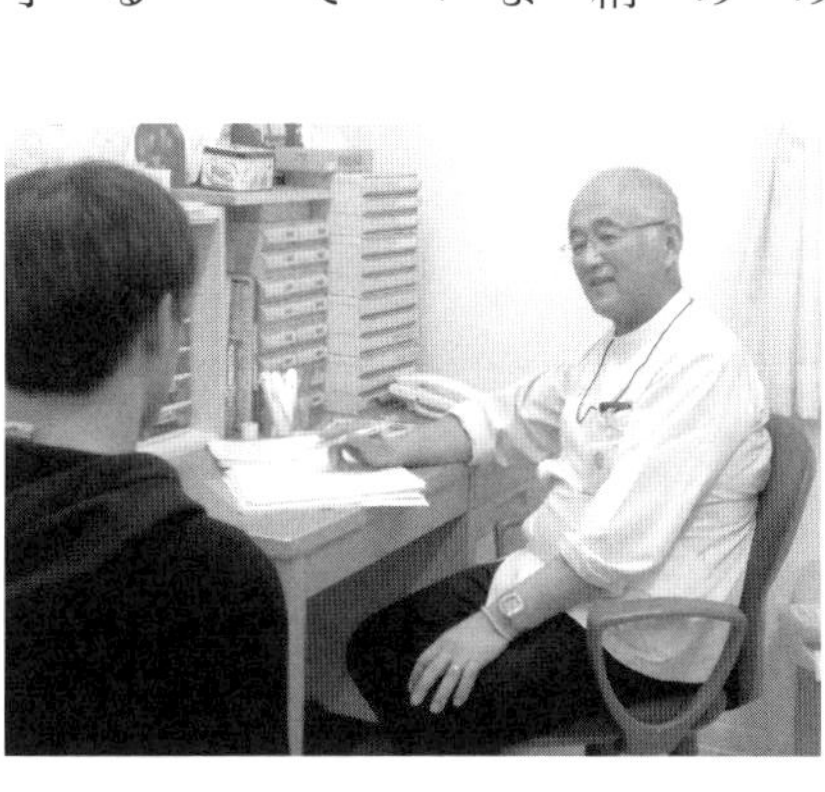
西田先生の診察風景

く適応できる方法を習得できるようにします。そのために、まずは正確な診断を行い、どういう発達の遅れや偏りがあるのかを見立て、親に理解してもらうことから始めます。その上で、子どもの療育教室参加や、親が心理教育を受けたり具体的な関わり方を学ぶペアレント・トレーニングなどを行います。

最近は、ＰＣＩＴ（親子総合交流療法）という、幼い子どもとその心や行動上の問題に悩む親（養育者）の相互交流を深め、その質を高めることで回復につなげる心理療法も行われます。そうした幼少期の支援の一方で、就学以降、年長になって生じる粗暴行動や他害行為、自傷や精神症状といった、他者を巻き込んだり、自身の健康を害するような問題に対しては、カウンセリングとともに投薬や入院といった、より積極的な治療を行います。

不登校・ひきこもり・発達障害は重なり合うことも多く、不登校の背景に発達障害を抱える子どもが増えていたり、大人のひきこもりの約3分の1に不登校歴があるといわれています。いずれの場合も、大切なのは周囲の大人が早めに子どものサインに気づき、医療や福祉の支援につながることです。日頃から子どもの様子を丁寧に観察し、気になることがあったら自治体の窓口、通学している学校、専門機関などに相談しましょう。

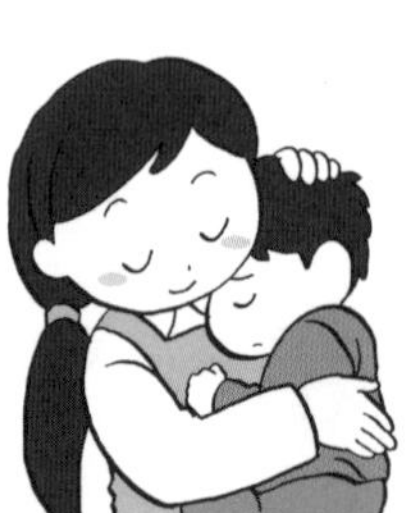

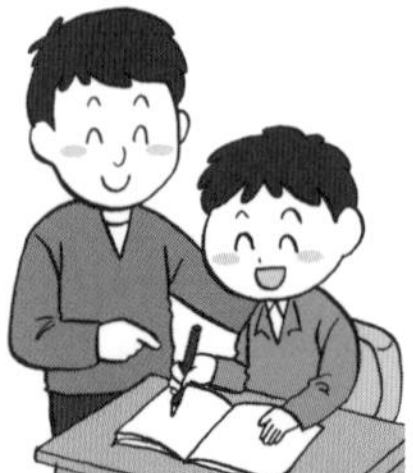

特別支援教育の現状　──通級による指導の現状（2017年5月1日現在）

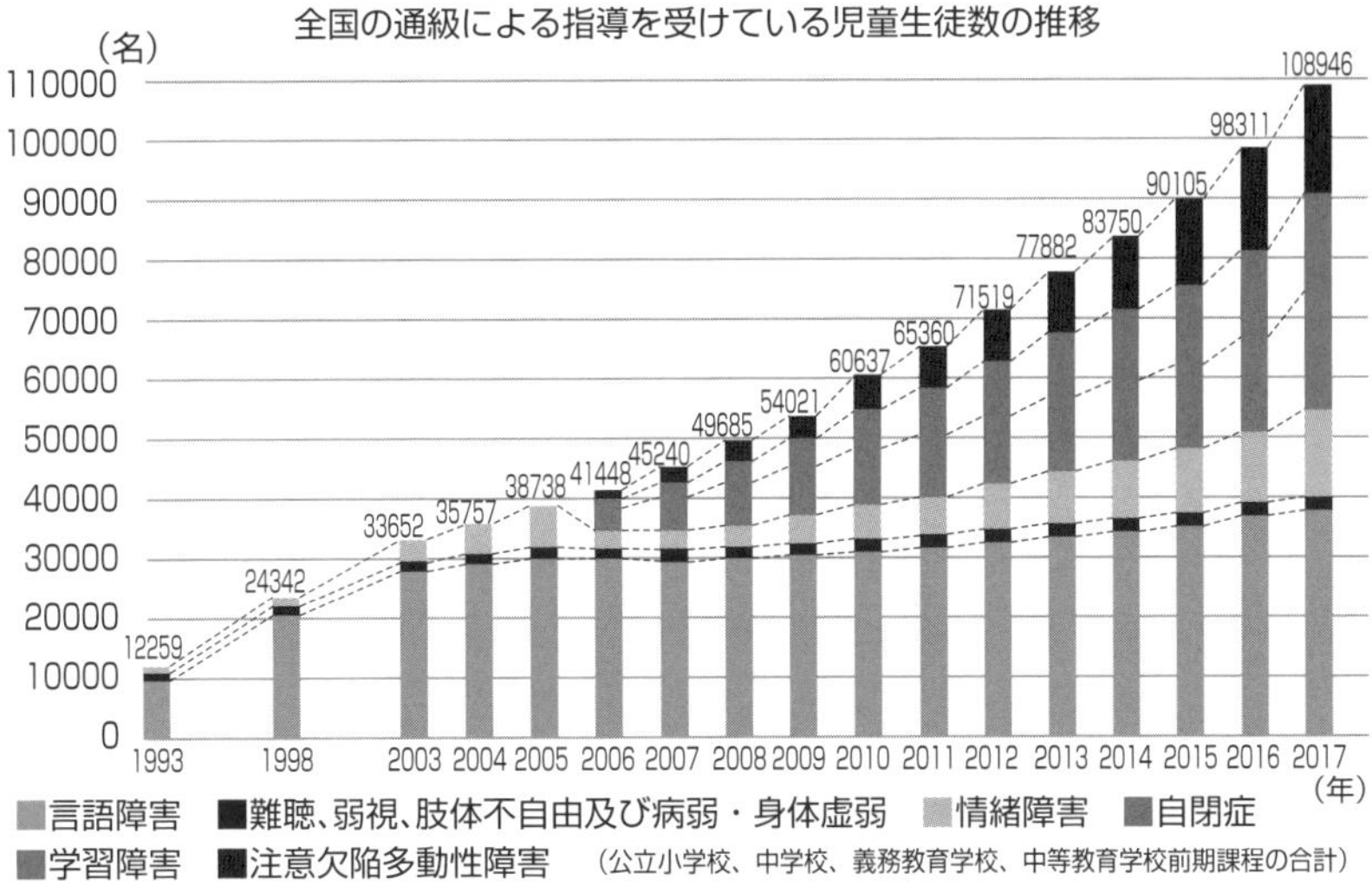

※「注意欠陥多動性障害」「学習障害」は、2006 年度から新たに通級指導の対象として学校教育法施行規則に規定（併せて、「自閉症」も 2006 年度から対象として明示。2005 年度以前は、主に「情緒障害」の通級指導教室で対応）

※1993、1998 年度は参考として記載。1994 ～ 1997、1999 ～ 2002 は省略

国公私立小・中・高等学校（全日制・定時制）の不登校児童生徒数の年次推移

小・中・高合計

区 分	不登校児童生徒数（グラフ左）	1000 人あたりの不登校児童生徒数（グラフ右）	
	広島県（国公私立）	広島県（国公私立）	全国（国公私立）
2013 年度	4083	13.2	12.9
2014 年度	4188	13.6	13.1
2015 年度	3794	12.4	13.1
2016 年度	3783	12.4	13.8
2017 年度	4116	13.6	14.8

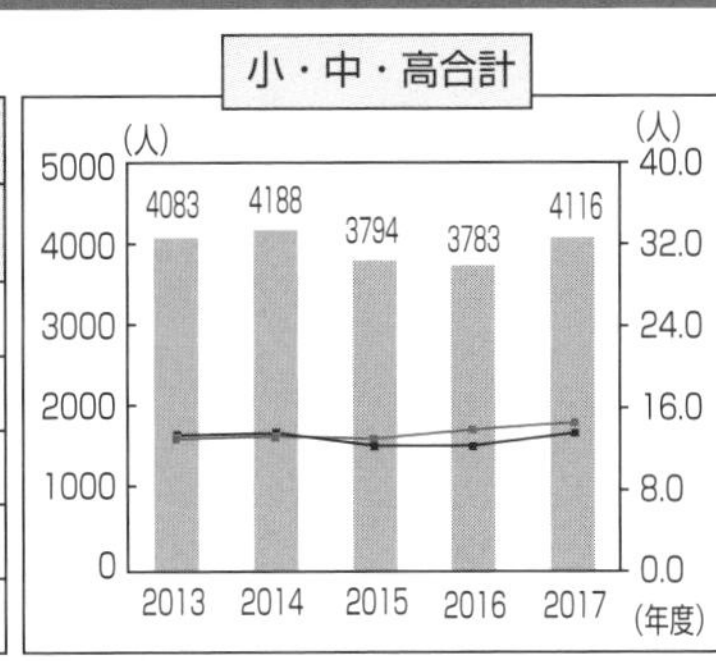

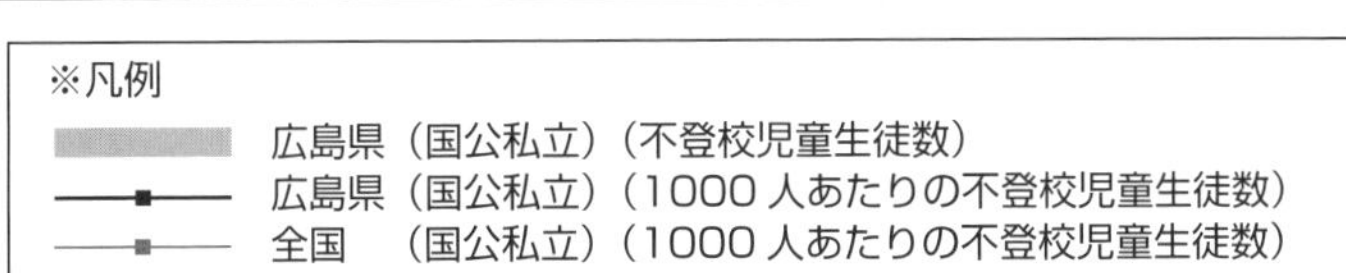

（注 1）不登校児童生徒数は、「不登校」を理由に 30 日以上欠席した数。

（注 2）1000 人あたりの不登校生徒は、小数第二位を四捨五入。

以上、文部科学省初等中等教育局特別支援教育課より作図

パート2

病院編

―頼れる専門医・7施設

精神科・心療内科・内科

広島市東区

心の病気や合併する身体の病気の診療機関

広島第一病院

松岡 龍雄 理事長・院長

特色

- 精神疾患に身体疾患を合併した患者の治療に定評
- 難治性統合失調症やうつ病への修正型電気けいれん療法治療が可能
- チーム医療体制で早期社会復帰をサポート

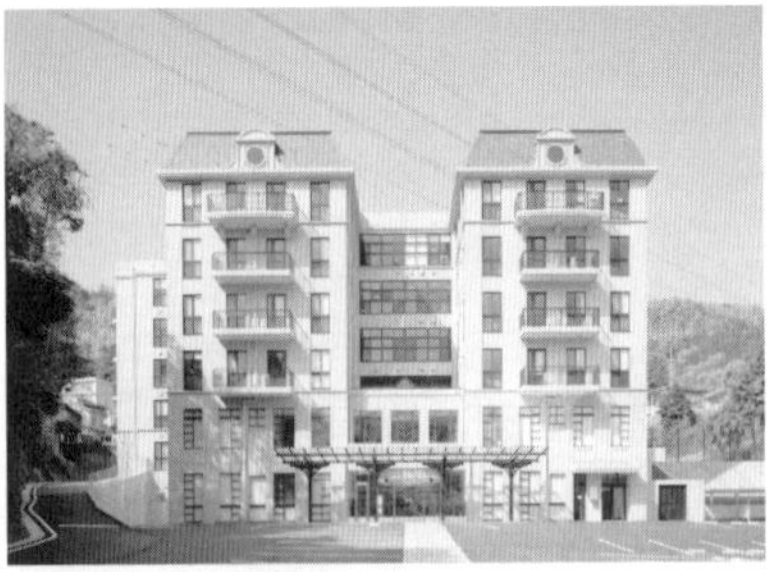

住　所　広島市東区戸坂南 2-9-15
T E L　082-229-0211
H　P　あり
駐車場　15 ～ 20 台

診療時間	月	火	水	木	金	土	日
9：00 ～ 11：30	○	○	○	○	○	△	休診
13：00 ～ 16：30	○	○	○	○	○	休診	休診

＊祝日、8/14 ～ 16、12/31 ～ 1/4は休診
△第1・3・5土曜は診療（第2・4土曜は休診）　＊内科は土曜休診

病院の概要

●診療科目と領域

開院60周年を迎えた同院は、東区にある唯一の精神科病院として200床の入院施設と同法人精神科デイナイトケア、重度認知症デイケア、訪問看護ステーションを有し、地域精神科医療・精神科身体合併症治療に取り組んでいる。

病院は認知症治療病棟（49床）、精神一般病棟（95床）、精神療養病棟（56床）から構成され、精神保健指定医、日本精神神経学会専門医、日本救急医学会専門医、日本内科学会認定内科医、日本消化器内視鏡学会専門医などが中心となり、その他の専門職とともにチーム医療を提供している。

●診療ポリシー

創設者遺訓である「偏見をなくし、愛情をもって信頼し合える人間関係を築く」という理念のもと、心の病気の専門家として患者が必要とする医療を提供し、早期社会復帰を積極的に支援している。

病院データ

沿革	1959年開院、1997年医療法人社団和風会、2008年新病院建設、2013年訪問看護ステーションりんご開設、2018年広島中央通りメンタルクリニック開設
実績	外来患者数／約65人（日平均）、病床稼働率／99.7％（2018年）、99.2％（2015～2018年4年間平均）
連携病院	広島市民病院、県立広島病院、広島大学病院、JR広島病院、マツダ病院、広島赤十字・原爆病院、吉田総合病院、太田川病院など

病院独自の入院体制

●身体合併疾患の治療が可能

精神科疾患を持つ患者には、糖尿病や高血圧などの生活習慣病に由来する慢性腎《じん》不全、悪性疾患（肺がん、消化器がん等）、内分泌《ないぶんぴつ》疾患（甲状腺《こうじょうせん》機能低下症、亢進症《こうしんしょう》等）など、重い身体疾患を併せ持つ人が数多く存在する。そうした中には、身体疾患が誘因となり精神状態を悪化させたり、逆に精神状態により自己管理がうまくできず、身体の状態が悪くなったり、身体に異常を感じていても早期に身体科への受診につながらず、治療介入が遅れるなどの場合がある。

精神状態の不安定さにより身体治療の導入が難しい患者や症例は、市内の各総合病院でも多く見られる。市内精神科病院での身体合併症治療が可能な施設は限られており、同院では、そうした患者への早期治療に貢献するため、各総合病院からの受け入れ体制を整え、転院紹介・早期受け入れも積極的に行っている。

また、初めて受診する患者に対しても、従来の精神科診療に加えて血液検査やＣＴ検査、心理検査など、身体疾患による精神症状の鑑別検査を積極的に行い、治療にあたっている。

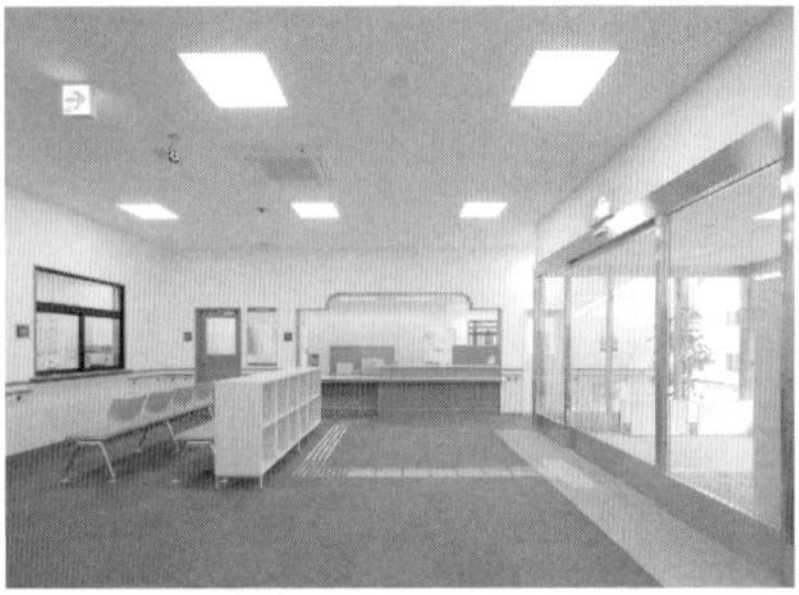
広々とした外来ロビー

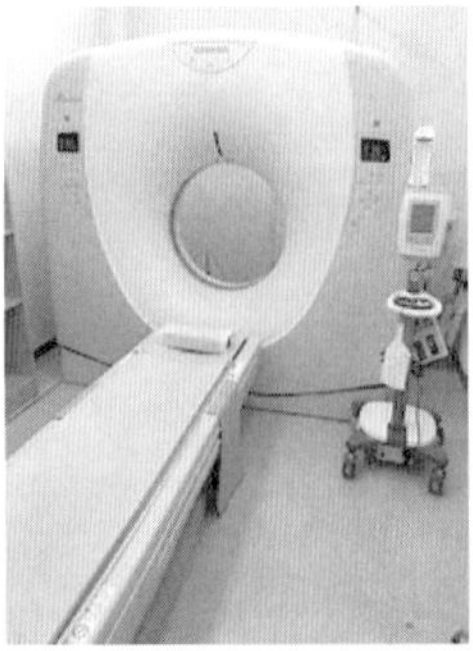
CT

●チーム一丸の医療・ケアで早期退院を実現

患者のケアは、医師をはじめ看護師、薬剤師、精神保健福祉士、作業療法士、心理療法士、栄養士からなる医療チームで行っている。穏やかで開放的な雰囲気の病棟で、専門的な教育を受けた多職種のスタッフが一丸となり、患者の社会復帰に向けた訓練やサポートを行い、早期退院を実現している。

また、退院後のデイナイトケアや訪問看護にも力を入れており、患者が安心して地域で過ごせる環境を整えている。

●入院前から退院後まで、地域との速やかな連携

同院への紹介元は、市内の各総合病院のほか地域包括センターや近隣介護施設などさまざまである。前述の精神疾患に身体疾患を合併している場合以外にも、高齢化に伴い自宅での介護困難が入院のきっかけとなる、認知症での紹介事例も増えている。同院は、近隣の認知症サポート医との緊密な連絡体制を持ち、早期入院が可能な体制を整えている。精神状態が安定した後は、精神保健福祉士を中心とした地域連携室が患者各々に個別に対応している。

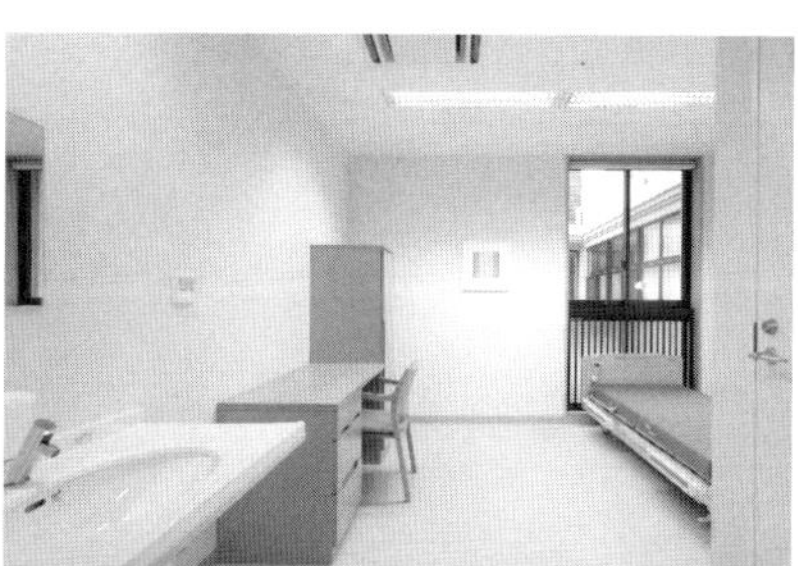

病室

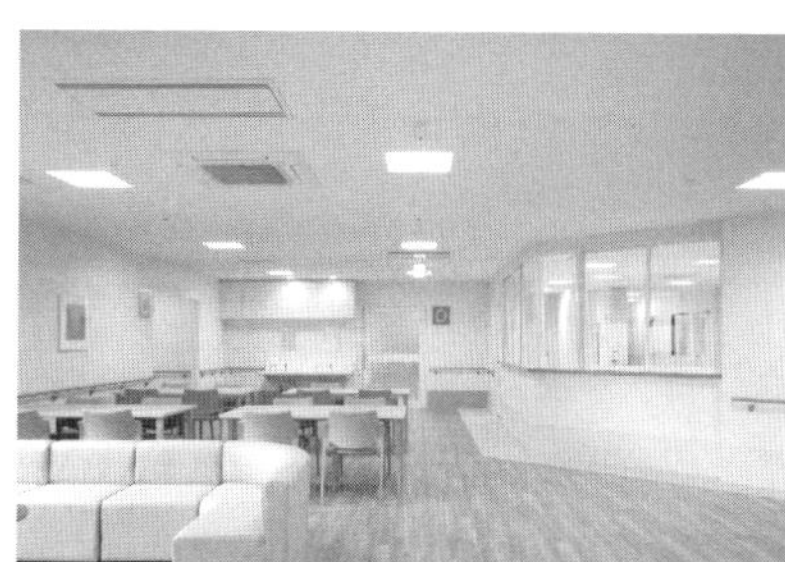

ゆったりとしたデイルーム（病棟）

重度の精神疾患に対する治療

●修正型電気けいれん療法を治療の選択肢として採用

診療可能な疾患は、認知症をはじめ統合失調症、うつ病、躁《そう》うつ病、適応障害、発達障害など広範囲にわたる。受診者も10歳代～90歳代までの幅広い年齢層に対応が可能。

従来の薬物治療や精神療法では十分な効果が得られない難治性統合失調症やうつ病の場合では、入院治療として修正型電気けいれん療法(modified Electro Convulsive Therapy：mECT、下写真)を選択可能な施設である。mECTは、希死念慮を持つうつ病患者への一つの治療選択としての効果が報告されている。

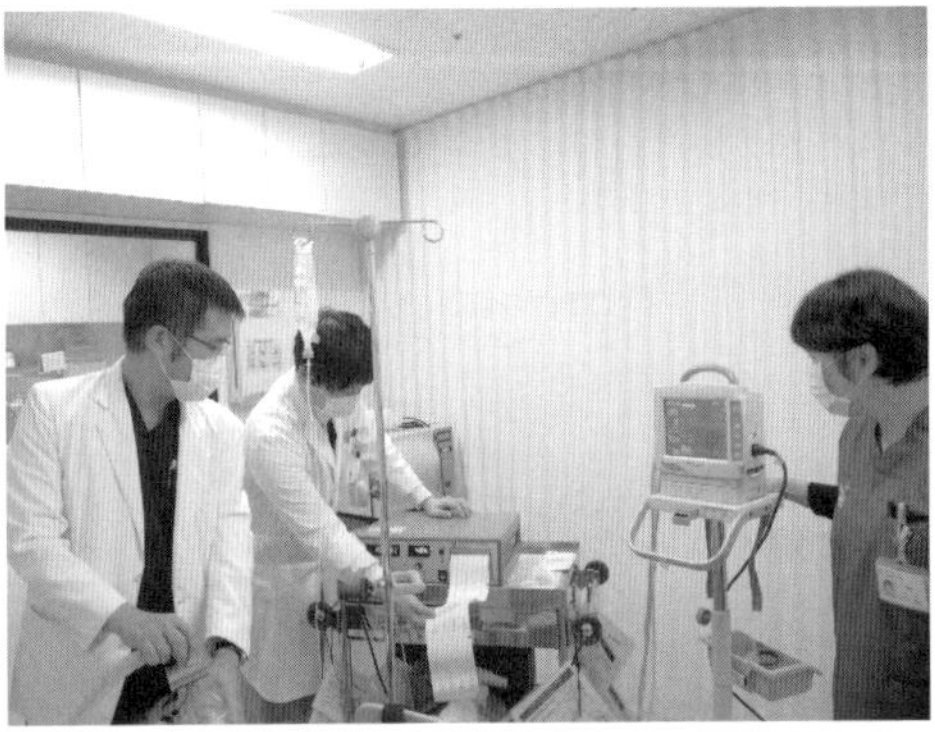

電気けいれん療法

診療科目	診療・検査内容
精神科・ 心療内科	認知症、統合失調症、うつ病、躁うつ病、アルコール依存症、適応障害、発達障害など。 必要に応じて心理面談・カウンセリング対応可能（要予約）
内科	精神疾患に合併する身体疾患 検査／CT、エコー、血液ガス測定、心電図、レントゲンなど

地域貢献・クリニック新設

●地域の人々を多方面から支援

同院は、2018年より院内に地域交流スペースを開設。地域住民へ開放し、交流支援の場所となっている同スペースは、地域住民の主体的な活動や東区戸坂地区の認知症カフェ活動の拠点となっている。ここでは、地域主催のいきいき百歳体操（下写真）などが開催され、同院のリハビリ専門スタッフが定期的に講師として活躍している。

こうした活動を通して認知症への理解を深め、医師をはじめとした専門スタッフからの講義に加え、地域包括支援センターと連携し、認知症予防や住み慣れた地域での生活継続に向けて、顔の見えるサポートを行っている。

また、同院では2018年度より広島市東区認知症初期集中支援事業を試験的に受託し、地域に在住の認知症高齢者への支援事業を開始。2019年より正式に受託し、東区の認知症支援の中核的な活動拠点の一つとなっている。「認知症初期支援チーム」（通称、オレンジ支援チーム）は、精神科医・看護師・

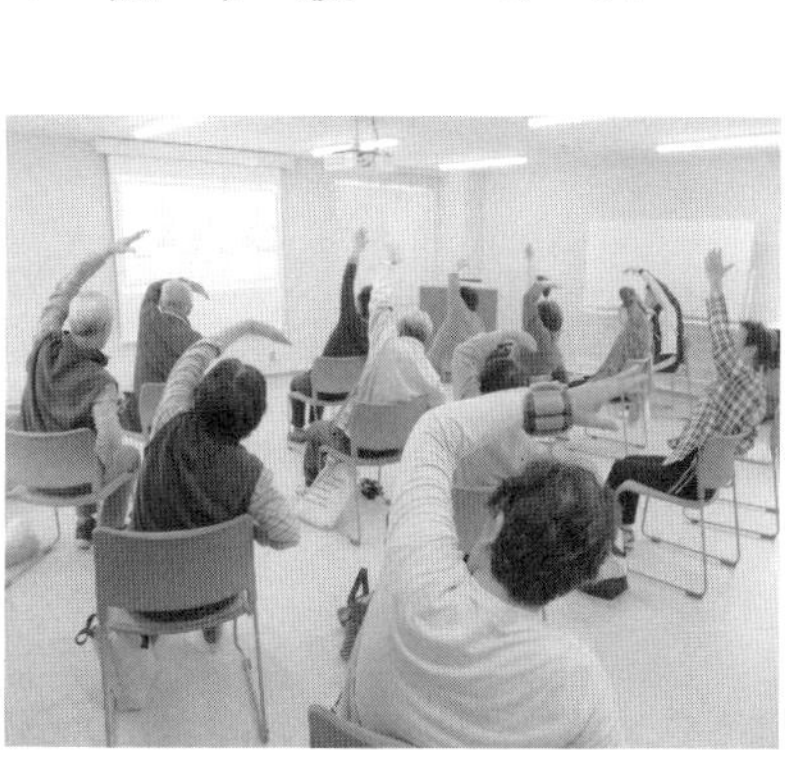

いきいき百歳体操

地域住民を支える３つのサービス施設

同院では精神科全般の治療だけでなく、心のカウンセリングや身体合併症の治療なども行っており、これらの機能を高めるため同じ敷地内に在宅支援サービスが併設されており、充実した医療体制が整っています。

●精神科デイナイトケア・未来(さくら荘、3F)

精神疾患を持つ患者を対象に、いきいきと明るく自分らしい生活のサポートをしています(土日は、利用者の一部に訪問看護あり)。

●重度認知症デイケア・もす(メゾン・ド・ポム、1F)

在宅介護では難しい重度認知症の患者の周辺症状の緩和、生活機能の維持、家族介護負担の軽減を支援しています。

●訪問看護ステーション・りんご(同上)

医師の指示のもと、看護師が患者(入院後・通院中)の自宅での治療と自立した生活のための支援を行っています。

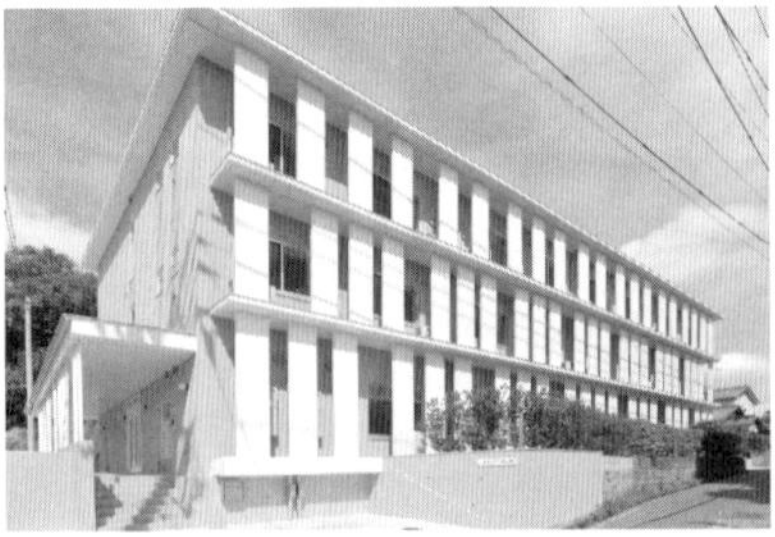

メゾン・ド・ポム（訪問看護ステーション・重度認知症デイケアが併設、1F)

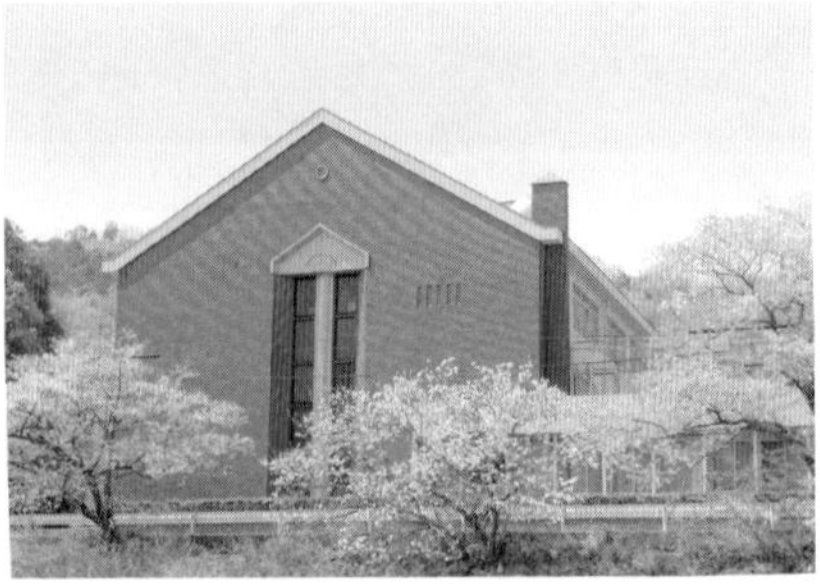

さくら荘（精神科デイナイトケア・1F)

精神保健福祉士・介護福祉士などから構成される。

現在、高齢化に伴い、地域包括支援センターへの家族からの相談事例は増加傾向にある。地域で暮らす認知症が疑われる人に対しては、オレンジ支援チームが自宅訪問を行って早い段階で介入し、各々に合ったサポートを検討する。診療への引継ぎや介護サービスの導入など、住み慣れた地域での生活維持に貢献している。

そのほか、認知症在宅療養をサポートする取り組みとして、重度認知症デイケアや訪問看護ステーションを構え、家族とともに暮らしていける認知症療養をめざしている（右ページ参照）。家族に対しては、介護知識向上や介護疲労予防を目的とした「認知症ファミリーサポート講座」が設けられている（要電話予約）。

●広島市内中心部にメンタルクリニックを開設

同法人は２０１８年７月、中区三川町に広島中央通りメンタルクリニック（次ページ写真）を開設。市内中心部の立地のため受診アクセスが良く、診療時間が夕方まで対応可能であることから、受診しやすいと評判が高い。他科診療科

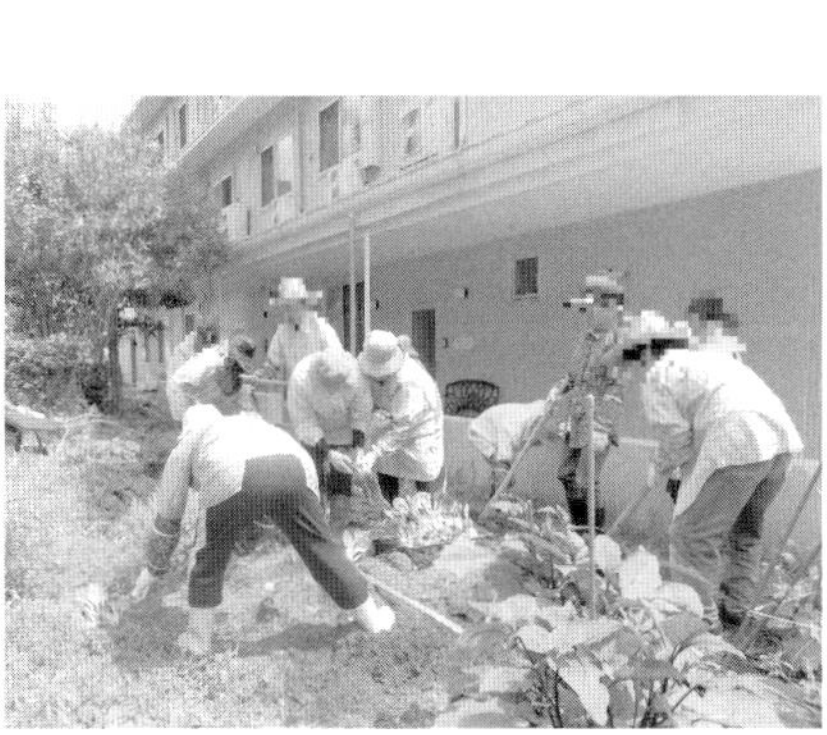

デイケア
園芸プログラム

のクリニックが入ったメディカルビルの一角にあるため、学生や市内中心部に勤務している人などが、気兼ねなく受診できる環境である。

診療では、不安障害や適応障害、うつ病、発達障害など外来診療中心の疾患だけでなく、症状が悪化した際には広島第一病院と連携して入院治療が可能なため、幅広い疾患への対応が可能。

同クリニックの岩本崇志院長は、「人にはレジリエンス（resilience）という精神的な回復力やストレスへの抵抗力が必ず備わっています。皆さんが本来持っているその力を、引き出すお手伝いをさせていただければ幸いです」というモットーのもと、患者や家族と相談しながら診療方針を決めていくことを大切にしながら、日々診療を行っている。

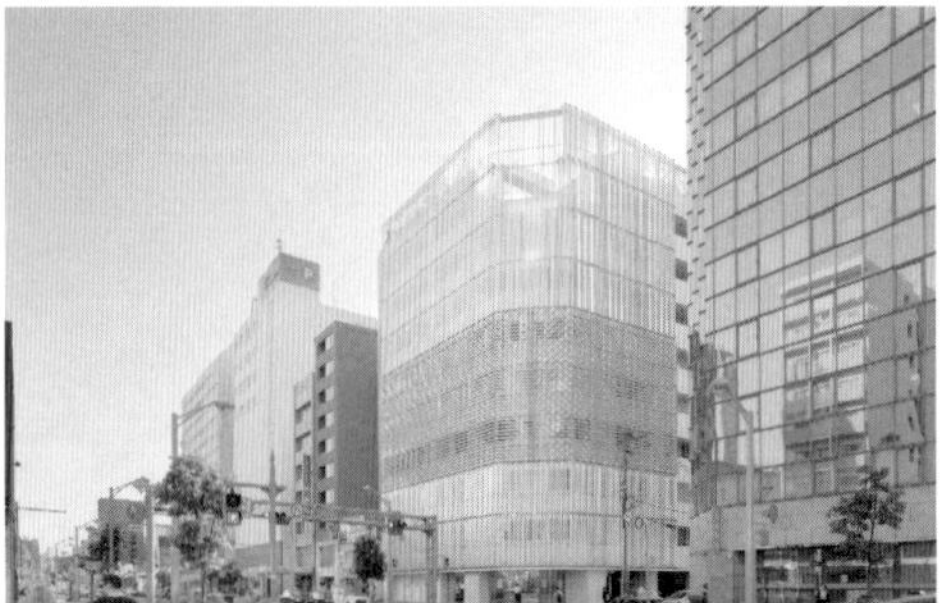

広島中央通りメンタルクリニック
（写真中央のビル４F）

松岡 龍雄 理事長・院長
（まつおか・たつお）

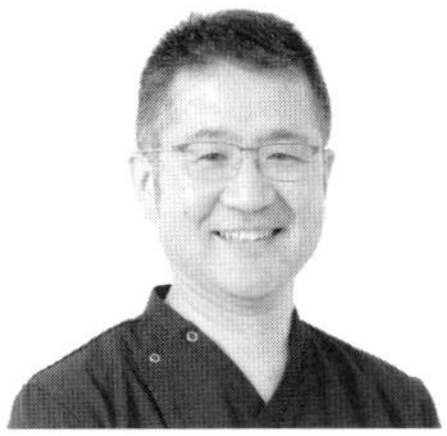

PROFILE

経　歴	1972年広島市生まれ。1997年昭和大学医学部卒。杏林大学医学部付属病院高度救命救急センター、国立呉病院総合内科兼救命救急部、広島大学病院精神神経科、国立病院呉医療センター精神科などを経て、2006年より現職。広島市医師会常任理事。広島県精神科病院協会理事。
資格・所属学会	精神保健指定医。日本精神神経学会専門医・指導医。日本救急医学会専門医。認知症サポート医。
趣　味	旅行
モットー	「普通の事を普通にする」「和」

●院長の横顔

祖父は同院の創設者で、統合失調症などに用いる向精神薬の開発を手がけた精神科医。「目の前で急変している患者さんに、自分の力で何か援助ができるようになりたい」という思いから救命救急医を専攻した。救命センターに搬送されてくる患者の中には精神疾患を背景に持つ患者も多く、帰広後、精神科を専攻。

現在は、救命救急医として培った経験を生かし、精神疾患の治療だけでなく、精神と身体の両方の疾患を抱える患者の治療にも精力的に取り組んでいる。

●院長からのメッセージ

なかなか相談できないことや、相談していいかどうかわからないようなことなど、どんなに些細なことでもお困りのことがあれば、当院にご相談ください。一緒に考えていきましょう。

精神科・児童精神科

広島市南区

子どもの診療で全国有数の専門病院

松田病院

松田 文雄 理事長・病院長

特色

・児童・思春期の専門病棟を設置
・成人の発達障がいにも高い実績
・開かれた施設や訪問看護で貢献

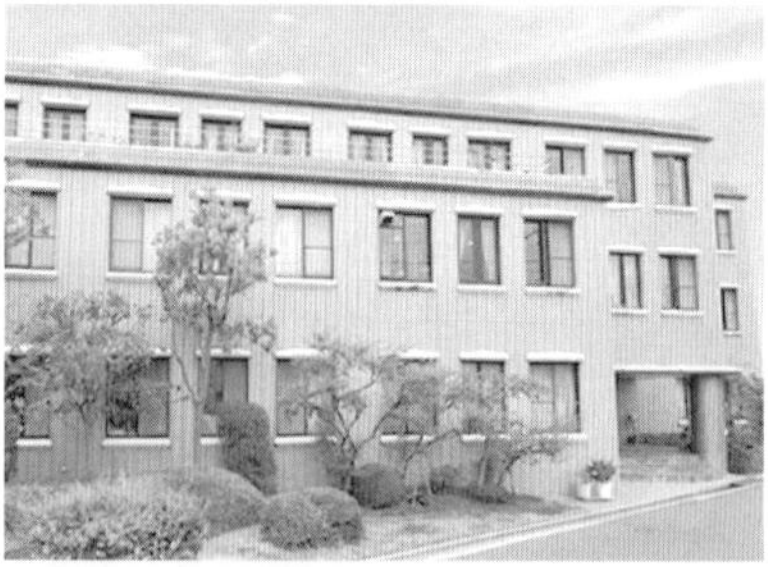

住　所　広島市南区翠 4-13-7
T E L　082-253-1245
H　P　あり
駐車場　約 10 台

診療時間	月	火	水	木	金	土	日
8：30 ～ 12：00	○	○	○	○	○	○	休診
13：00 ～ 17：00	○	休診	○	○	○	○	休診

＊祝日は休診　＊初診は完全予約制　＊外来は主治医制
＊インターネット受付／ 7:30 ～ 10:00、11:00 ～ 14:00　＊電話受付／ 8:30 ～ 17:00

病院の概要

●診療科目と領域

1948年に開設した同院は、松田現病院長が着任した1992年以降、幼児・思春期の子どもから成人までの幅広い領域を扱う専門病院として、県内はもちろん全国から患者を受け入れている。新規患者の半数以上を20歳未満で占めるが、成人や認知症などを伴う高齢者の相談も増加している。児童・思春期の専門治療病棟は県内唯一で、さまざまな療法を提供。精神一般病棟は男性病棟・女性病棟が用意され、患者が安心して療養しやすい環境を整えている。広く認知されてきた発達障がいについても、専門プログラムを治療に取り入れ、子どもだけでなく対応病院が少ない成人の発達障がい診療にも実績を上げている。

●診療ポリシー

「自分にとって大切な人を紹介できる病院づくり」を目標としている。スタッフが患者の立場になり、「こうあればいい」の思いを共有しながら自分の職種・役割に誇りを持ち、患者と一緒に成長していける診療を心がけている。

病院データ

沿革	1948 年内科・精神科の診療所として開設（仁保町）。1953 年現在地に精神科・神経科病院として開設。1994 年松田文雄院長就任、児童思春期病棟開設。2001 年精神科デイケア開設。2006 年医療法人翠星会。
実績	外来平均患者数／約 1700 人（月）、約 70 人（日） 病床数／ 110 床、平均稼働率／ 94%

児童思春期の治療

●専門病棟30床で幼児から成人前までの患者に寄り添う

児童思春期に問題を抱える患者や家族に、通院による診断・治療を実施している。幼児期では言葉の遅れからの相談を経て、自閉スペクトラム症などが診断される場合も少なくない。二次障がいとしての不登校や身体化症状、暴力的言動へと移行する場合もあり、早期で正しい診断と治療が大切になる。

診断は専門性の高い医師が担当。発達成育歴をくわしく聴取し、心理検査などを行い、一人ひとりの個性や生活環境など、総合的な判断ができるよう配慮している。患者の程度によるが、診断には時間をかけて治療方針を決定していく。

診察室では、基本的に患者本人と家族が専門医師と向き合い、過去の家族関係や体験を振り返りながら、過去への考え方を受け入れ、前向きで健全な将来へ導いていけるよう努めている。

「『心のタイムマシーン』。当院では、診察室をそう位置づけています。過去

診療科目	診療・検査内容
精神科・ 児童精神科	診療／支持的精神療法、薬物療法、作業療法、デイケア、発達障害専門プログラム、ペアレントトレーニングなど 検査／心理検査各種

の出来事は修正できませんが、過去の心の体験は修正することができます。過去の出来事を見つめ直し、苦しさや絶望を希望へ変えていく精神療法に取り組んでいます。診察室はタイムマシーン、そして、私たち医師はパイロットになり、患者さんを道案内していけるのが理想です」

一方で、入院が必要になる際には専門病棟での受け入れ体制が選択可能。主に精神状態が深刻になったと考えられる場合で、「意味不明な言動で受診や通院を拒否」「食欲の激しい低下や衰弱」「暴力・破壊行為」「過度の不安や確認行為」「自傷行為・自殺企図」などがある。また、子どもと家族が距離を持つ必要があると考えられる場合で、適切な養育が困難な状況、母子関係の悪化などがある。さらに、不登校や引きこもり、通院では診断や治療が困難と判断された場合も、入院治療への移行を促す。

入院病棟内には医師や看護師のほか、公認心理師、精神保健福祉士、作業療法士、教員経験のある学習支援者などが揃い、個人・集団精神療法、薬物療法、認知行動療法などの治療を行う。看護師は患者2人に1人がつき、目が届く看護を提供している。

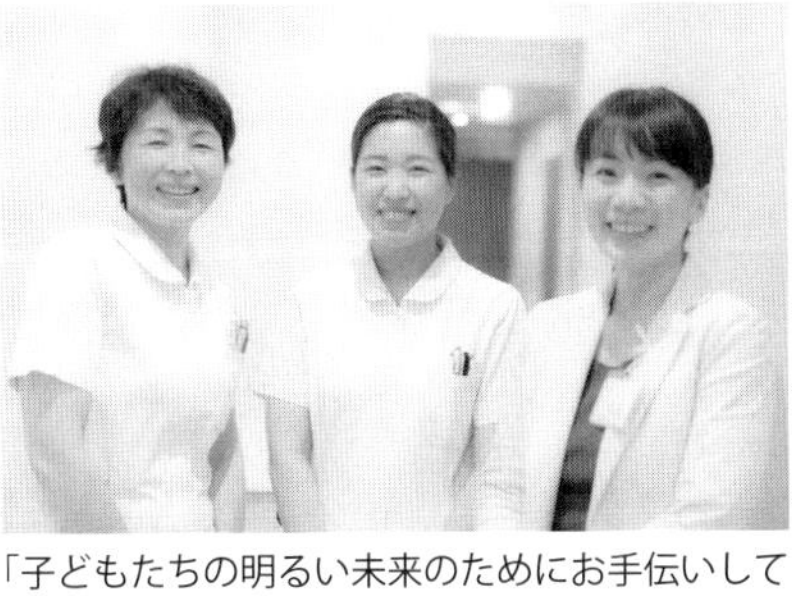
「子どもたちの明るい未来のためにお手伝いしています」

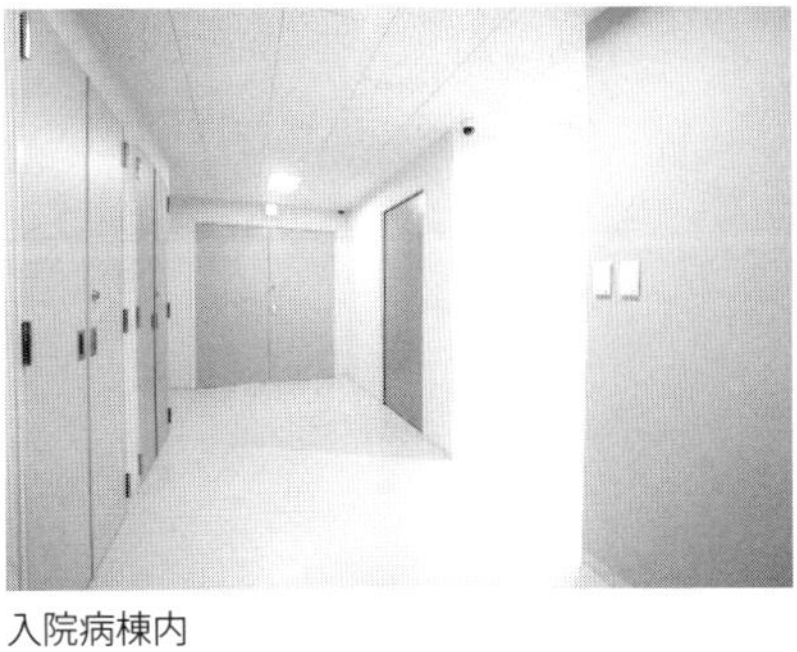
入院病棟内

発達障がい治療・独自施設と体制

●県内唯一の治療プログラムで幼児から成人まで対応

近年、クローズアップされる発達障がいの治療についても、同院では年齢制限をせず、子どもから大人までの患者と家族から相談を受け付ける。初診から診断までは、個人差もあるが約3か月程度が必要で、「来院の理由」「行動観察」「各種検査」「生育歴や現場のヒアリング」などで治療方針を決めていく。

県内で唯一の採用となる「発達障がい専門プログラム」が同院の強みで、特に18～40歳までを対象とした試みとして注目されている。これは、昭和大学発達障がい医療研究所で開発された専門プログラムで、テキストを使いながら、職場・日常生活の困っていること、工夫していることを話し合い、コミュニケーションの練習や自分自身についての理解を深めていく。

年間を2クールに分け、期間は5か月間で20回のセッションが基本。内容はコミュニケーションの練習として、会話する・頼みごとをする・断る・自己主張するなど、幅広い場面を想定することで、苦手意識を和らげていく。また、疾病の理解・対処法の検討・周囲への伝え方などを、ディスカッションしなが

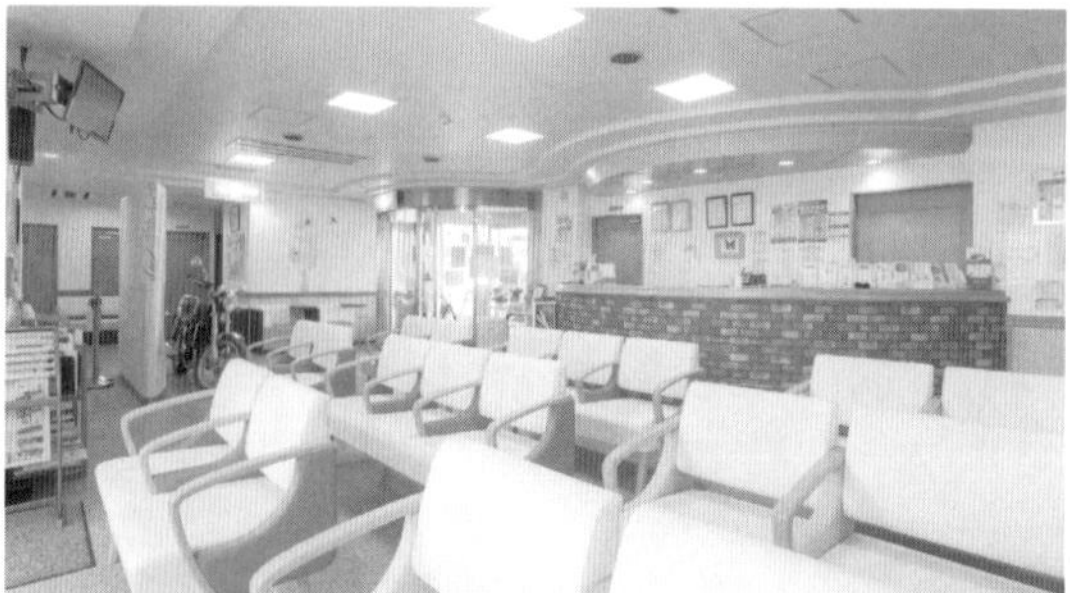

受付・待合スペース／
患者同士が顔を合わせない
工夫が施されている

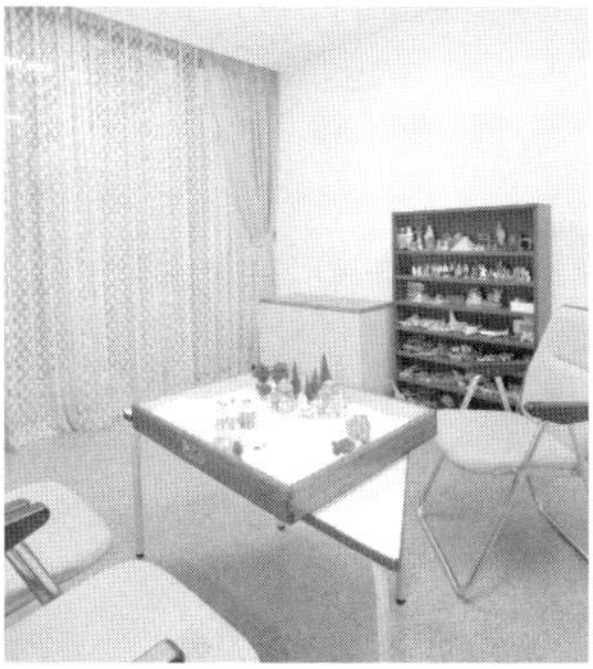
心理検査室

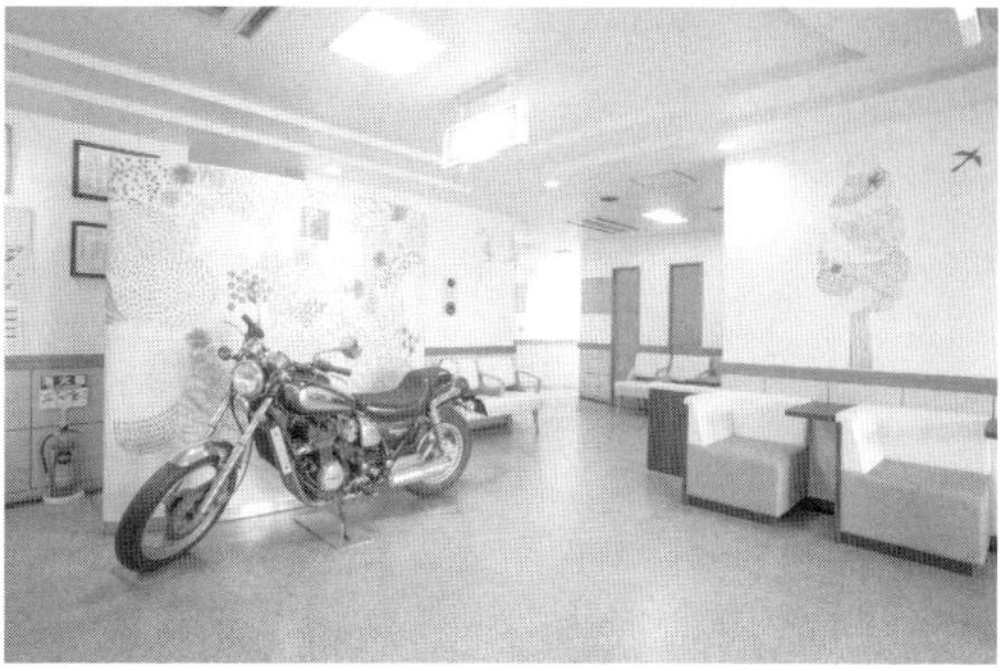
ロビースペース

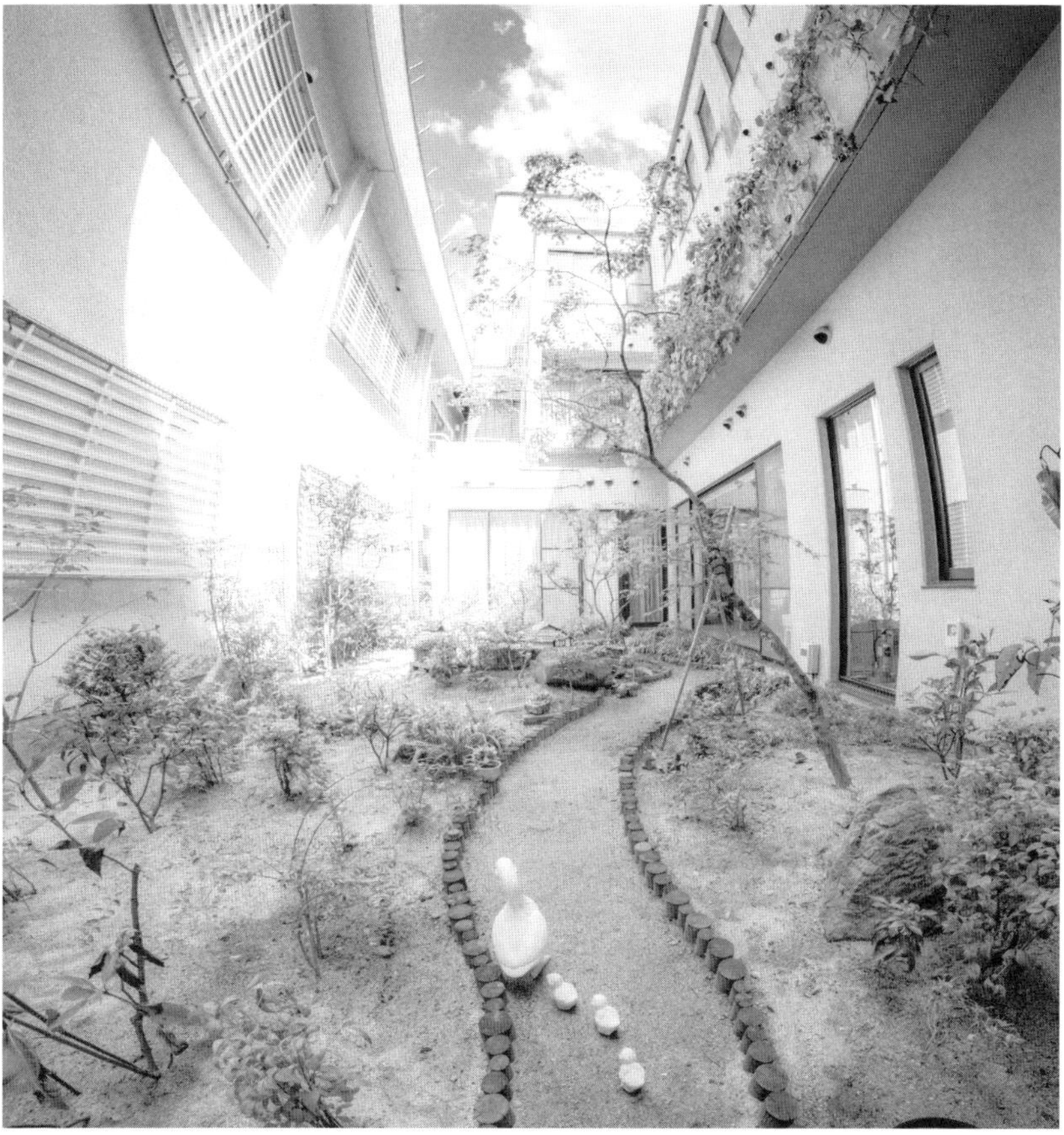
癒しスペースの中庭

ら取り組んでいき、さらに、心理教育では感情のコントロールやストレス・社会資源の活用などを学んでいく。プログラムと並行して、カウンセリングや助言などの精神療法、不眠・気分低下や興奮などの具体的症状の緩和には薬物療法も実施する。

こうした治療で患者本人が心の健康的な部分を育て、自分自身と上手な付き合い方ができるようサポートするほか、家庭・学校・地域・公的機関と連携して、病気や障がいの相談や関わり方、就労支援などにも最善策を提供している。

●病院らしくない環境づくりにも積極的

新しい発想や取り組みを積極的に取り入れていることが同院の基本姿勢で、建物の外観も従来の白いコンクリート建築ではなく、「誰もが入りやすい、使いやすい施設・設備」として配慮が行き届く。精神一般病棟は男性専用と女性専用に分かれ、患者や家族からも好評を得ている。また、落ち着いて療養できる個室・多床室、清潔感を大切にした洗面室・トイレ・浴室など、機能的な空間を提供。退院後の地域移行支援にも、同院のデイケアや訪問看護と連携しながら、継続的なケアができるよう努めている。

同院に隣接するデイケア施設「通歩庵《つぶあん》」（下写真）は、同院長の実家だった

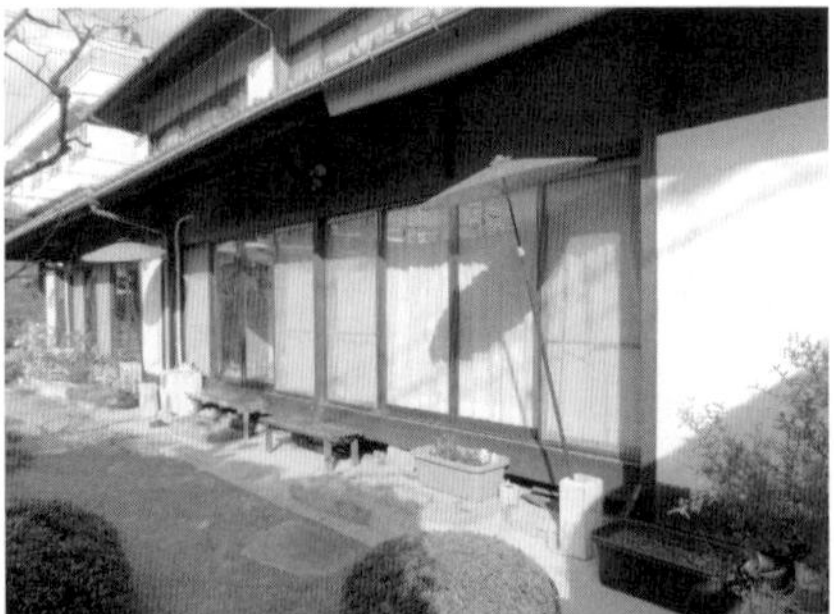

デイケア施設・通歩庵

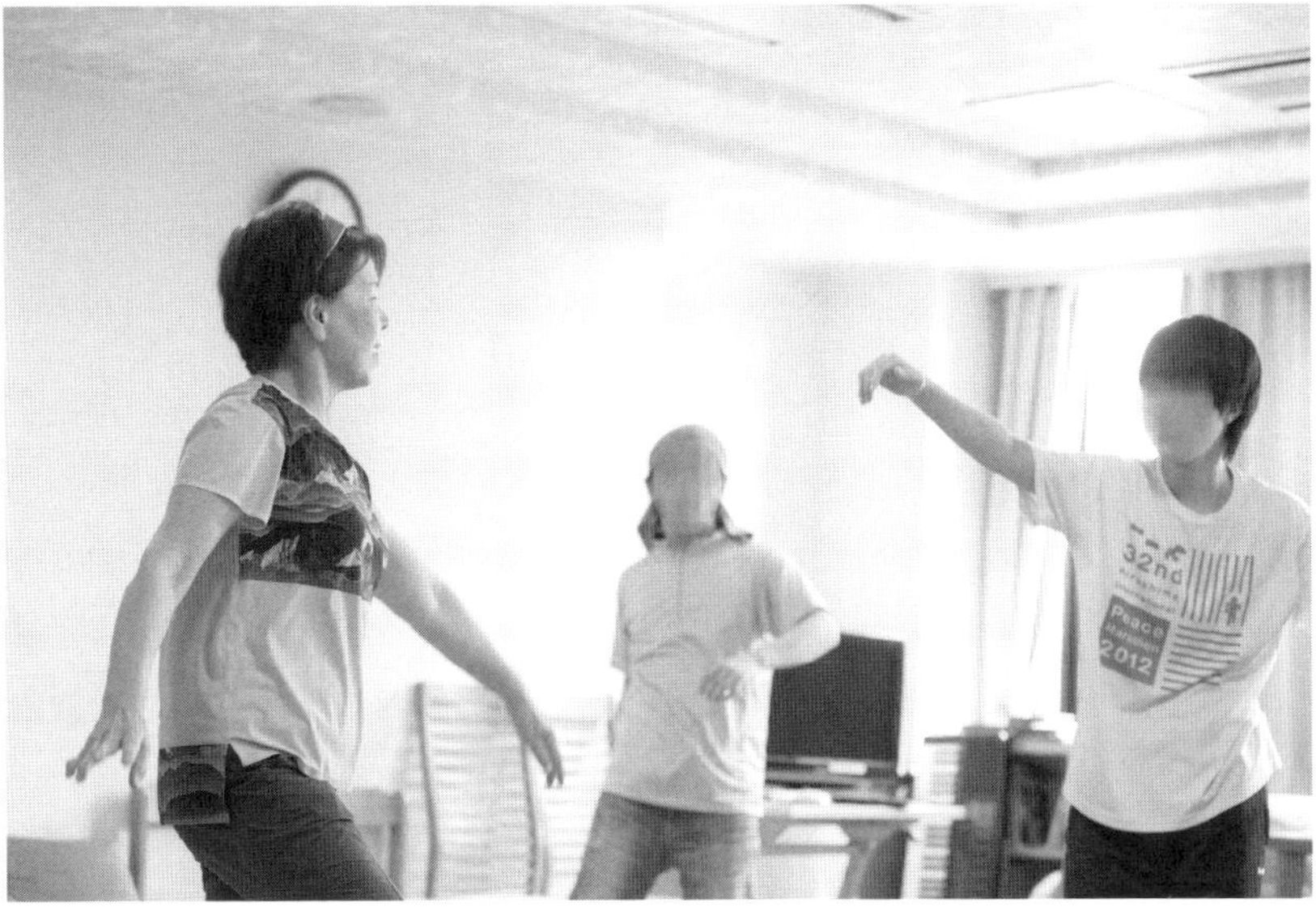

ダンスムーブメントセラピー

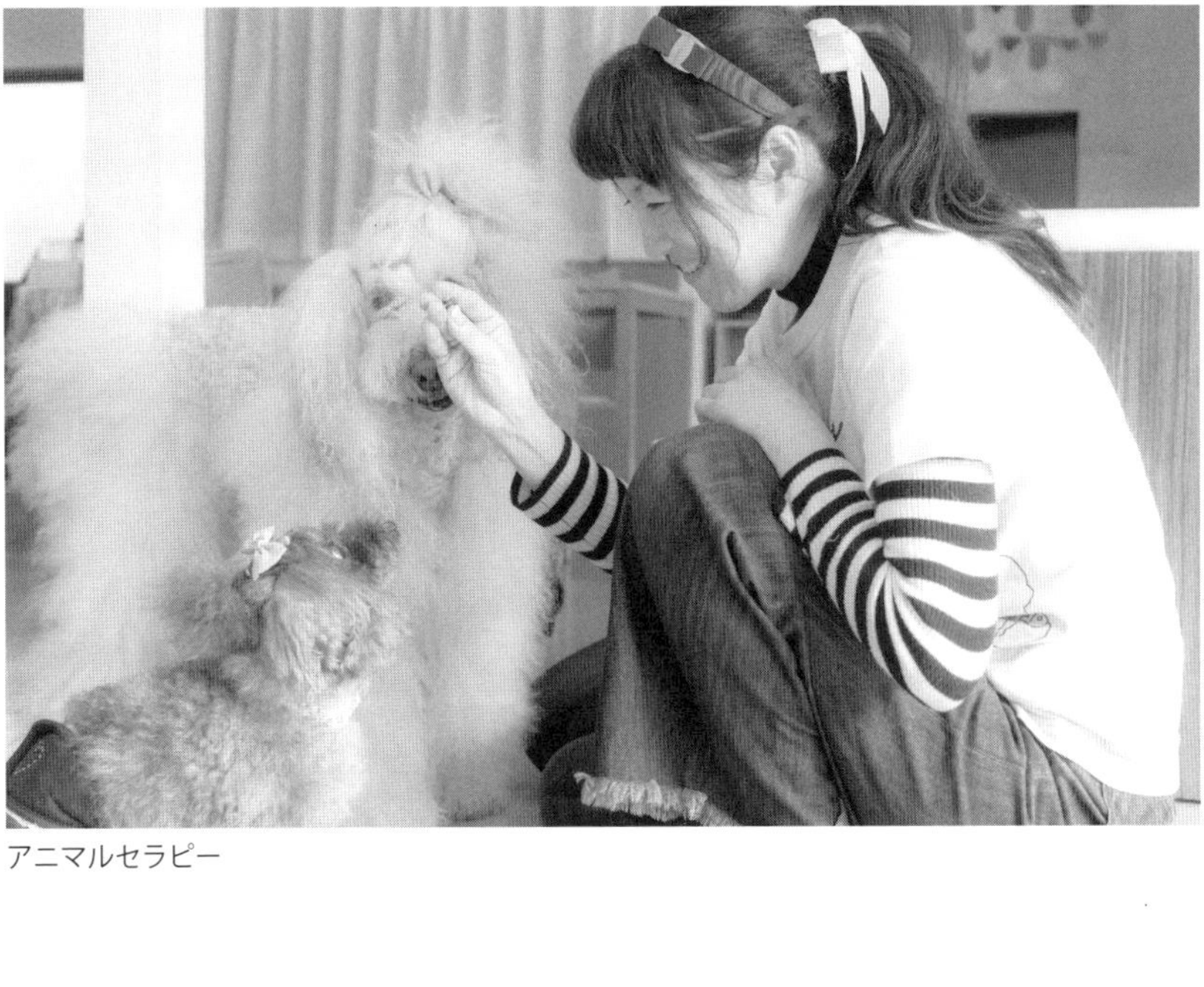
アニマルセラピー

古民家を改装・活用しているもので、治療にこだわった多彩なデイケア活動「①ステップアップグループ」「②サロングループ」を展開している。

①では、自分の目標に向かって成長したい・就労や社会復帰をめざしたい利用者が、意欲・能力・自信を高めるレクリエーションや創作、スポーツ、話し合いなどのグループ活動を行う。②では、通院中に安心して過ごせる場所が欲しい・これからの目標を見つけたいという利用者が、雑誌を読んだり、お茶を飲みながら音楽を聴いて過ごしたり、会話を楽しんだり、気軽に立ち寄りくつろげるスペースを実現している。また、児童専門のデイケア施設「カンガルー」でも、子どもたちが小集団で活動することで成長できる環境づくりを実践している。

「施設・設備面の充実だけでなく、ソフト面でも新しいものに挑戦しています。例えば、専門家によるアニマルセラピーやダンスムーヴメントセラピーなど(前ページ写真)を治療に取り入れ、効果を上げているほか、音楽療法やスポーツ療法にも着目して、今後は、さらに多彩な治療と活動の選択肢を用意していく予定です。また、診療の順番が来るまで自由行動できるよう、携帯電話などへ状況をお知らせするインターネットの当日予約も好評いただいています」

同院は精神科単科の専門開業病院として、全国の精神科医療をリードしていく実績を重ね続けている。

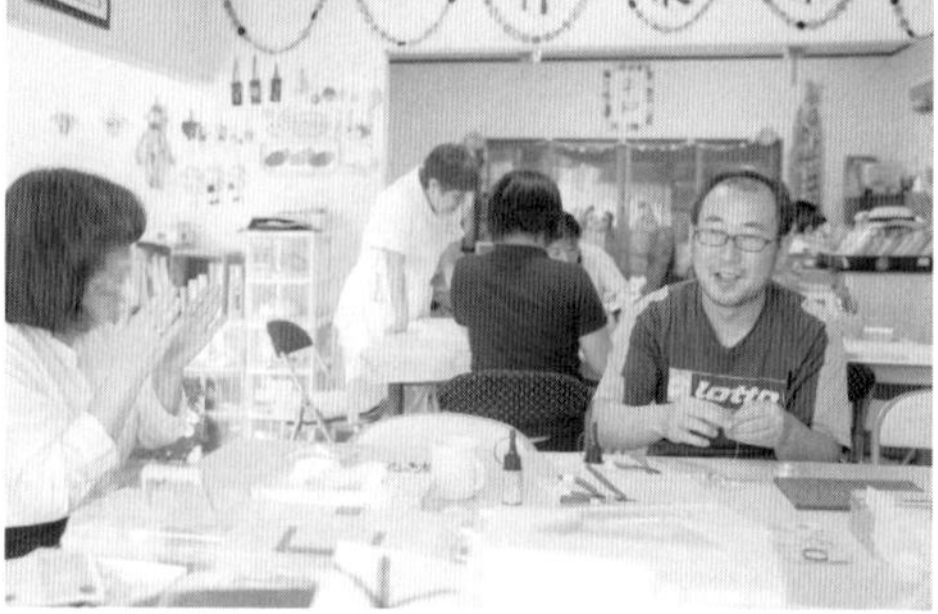
作業活動風景

松田 文雄 理事長・病院長
（まつだ・ふみお）

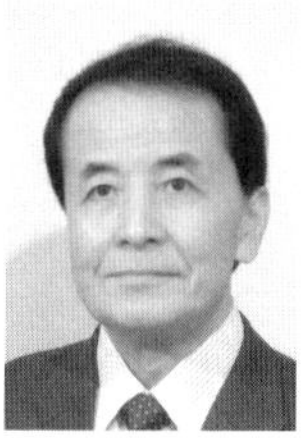

PROFILE

経　歴	1980年東海大学医学部医学科の第一期生として卒業。1987年東海大学大学院医学研究科内科系(精神科)修了。父親が開設した松田病院へ戻り1994年松田病院の病院長に就任。児童思春期・発達障がいの治療では指導的立場も担う。
資格・所属学会	日本精神神経学会。日本児童青年精神医学会。日本ADHD学会。日本司法精神医学会。日本思春期青年期精神医学会。
趣　味	小鳥、熱帯魚、植物などを育てること
モットー	「名医ではなく良医になれ」は医師として良識ある治療を行う教え。 「努力はなかなか報われない、されどチャレンジせよ」は諦めない大切さを説く姿勢。

●病院長の横顔

開業医の家庭に育つが、興味は工学、特に鉄人 28 号のロボットに憧れた世代。電子工学への道も考えたが、人と関わる医師の役割を選び、父親とは違う得意分野を持ちたいと思っていたところ、東海大学に児童精神科の権威がいることを知り入学した。子どもが好きで小児科にも関心を持つが、心に寄り添う精神科医師へ舵を切る。

少年時代は体が弱いにもかかわらず、スポーツ好きでサッカー部に所属。周りに追いつくのが精一杯の日々、続けた努力が実り短距離走が得意となり、サッカー部のレギュラー、中学生のときに県総体の優勝を経験。諦めずに継続することの大切さを実感したことが、今も自分のベースになっているという。

●病院長からのメッセージ

子どもさんの心に治療が必要なとき、ご両親は監督やコーチではなく、応援団となり、理解者になってください。何か心配や心の悩みがあるときは、早いうちに精神科の専門医を訪れてほしいと思います。

自分の心と上手に付き合うことが、患者さんとご家族には必要です。そのためには、今までの自分を振り返り、自分を知ることです。

精神科

広島市佐伯区

チーム医療で認知症患者をサポートする未来型施設

ナカムラ病院

塚野 健 院長　中村 友美 理事長

特色

・あらゆる認知症患者をチーム医療で完全サポート
・患者の生涯を見据えて、エキスパートスタッフが対応
・地域ごと包み込む地域密着型総合施設

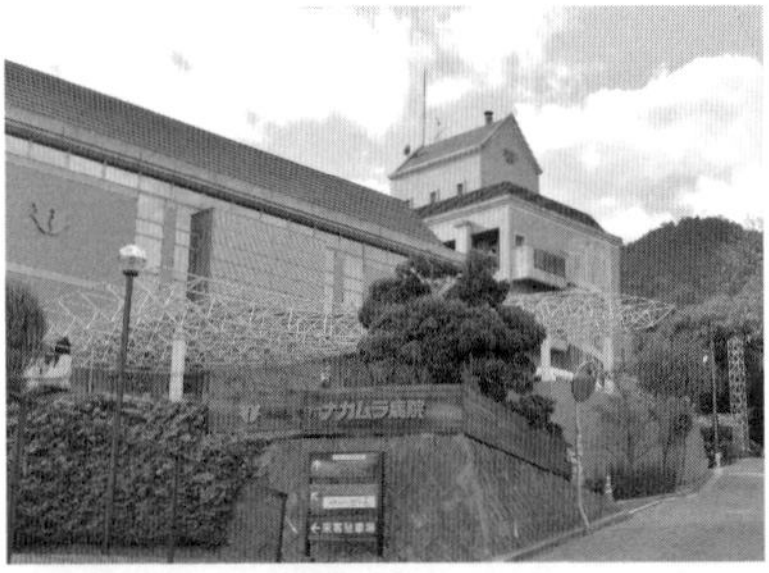

住　所　広島市佐伯区坪井 3-818-1
TEL　082-923-8333
HP　あり
駐車場　約 40 台

診療時間	月	火	水	木	金	土	日
9：00 ～ 12：00	○	○	○	○	○	休診	休診

＊祝日は休診

病院の概要

●診療科目と領域

五日市の街の全域が見下ろせ、似島や宮島までが見渡せる眺望の佐伯区坪井地区に立地。1978年に高齢者専門病院として設立され、1982年には精神科病棟（認知症患者）を開設。専門は認知症患者の診療や入院で、グループ施設らと共に患者を生涯に渡り、医療や介護を提供する複合型の認知症施設である。

●診療ポリシー

先代理事長（中村英雄氏）が未来の高齢社会を想定し、高齢者の幸せを願って「幸齢社会」の創造という高邁《こうまい》な理想を掲げて診療を開始。現在は、塚野院長をはじめ精神科医5人、内科2人、外科1人、整形外科1人のほか、嚥下《えんげ》機能と関わりが深いため歯科も備える。入院機能のみならず、重度認知症患者のためのデイケア施設や、兄弟法人として特別養護老人ホームも至近に設置。同院長のモットーは「患者と家族に寄り添う」ことで、患者への傾聴を心がけ、スタッフとも心を通わせるコミュニケーションが行き届いている。

病院データ

沿革	1978年中村病院開設。1983年精神科開設。1991年医療法人（社団）後、ナカムラ病院に改称。1993介護老人保健施設まいえ開設。1994年デイケア開設。2001年グループホームつぼい開設。2018年介護医療院ひいろ開設。
実績	外来患者数／約60人（月）、認知症病棟／206床、医療療養病床／50床、介護医療院／150床
連携病院	五日市記念病院、JA広島総合病院、西広島リハビリテーション病院、浜脇整形外科病院、廣島クリニック、加川整形外科病院、原田病院など

認知症の診断・治療

●家族の話や丁寧な問診などから正確な診療を提供

2025年の認知症の発症割合は高齢者5人に1人と予測されており、認知症は非常に身近な病気である。認知症は、神経変性疾患（脳の神経細胞が死んでいく）、脳血管性認知症（脳梗塞《のうこうそく》や脳出血によって起こる）、その他の原因の大きく三つに分類される。

神経変性疾患には、「アルツハイマー型認知症」「レビー小体型《しょうたいがた》認知症」「前《ぜん》頭側頭型《とうそくとうがた》認知症」がある。アルツハイマー型認知症は、年齢とともに発症率が高くなる最も多い認知症であり、脳内にアミロイドβやタウタンパクなどが蓄積し神経細胞がダメージを受けて起こるとされている。初期に物忘れがみられ、徐々に認識力や判断力が低下する中で、抑うつ、意欲や興味の低下、怒りっぽくなったりすることもある。

レビー小体型認知症は、実際にいない人や小動物の幻視が見えたり、それに伴う妄想《もうそう》を生じることもある。転倒したり、手が震《ふる》えたり、動作が鈍くなるなどパーキンソン症状がみられることもある。また、正常時とそうでないときの

診療科目	診療・検査内容
精神科	診療／認知症（アルツハイマー型、血管型、レビー小体型、その他） 検査／血液検査、心電図、胸部レントゲン、CTなど

変容が起こることも珍しくない。

その他の原因で起きる認知症には、慢性硬膜《こうまく》下《か》血腫《けっしゅ》、正常圧水頭症《すいとうしょう》、甲状腺《こうじょうせん》機能低下症、ビタミン欠乏症など治療可能なものもある。高齢者の場合、アルツハイマー型認知症とレビー小体型認知症や血管性認知症が合併していることも多く、鑑別診断が困難なケースがある。

これらの分類では、進行や症状、治療、対応が各々で異なるため正確な診断が求められる。認知症は、主には認知する機能に障害が出ることから起こるが、せん妄の症状と酷似している場合もあり、それを見極めるため初診を重要視している。また、家族の話だけでなくさまざまな問診で診療に正確を期している。

●最新の認知症治療と病気との上手な付き合い方

認知症は、現在では一部を除いて進行を止めることや根本的治療はないとされるため、治療は、認知症の進行を遅らせたり生活の質の向上に終始する。

薬物療法は、抗認知症薬（認知機能障害の進行を抑える）と向精神薬（抑うつや不安、怒りっぽいなどの行動や心理症状の軽減）がある。いずれも脳に作用する薬のため個人差がみられ、副作用や行動の変化に注意して慎重に処方する必要がある。

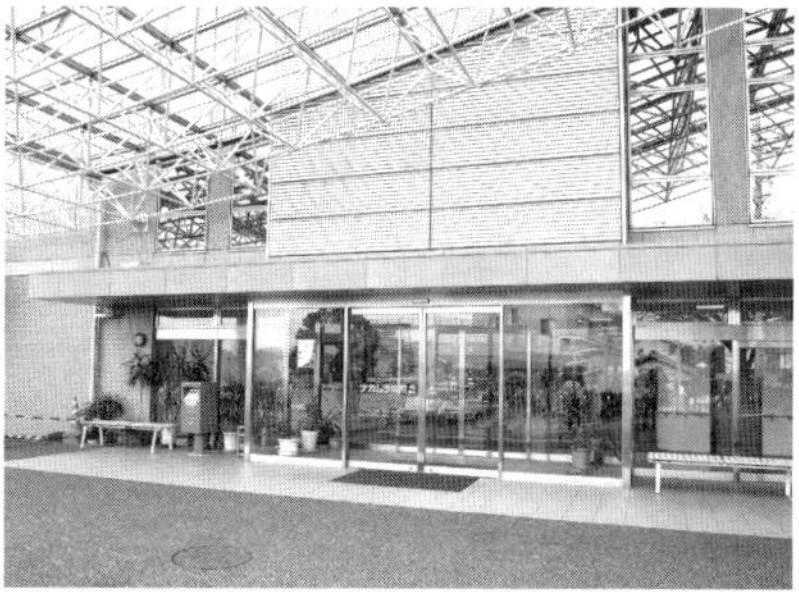

正面玄関

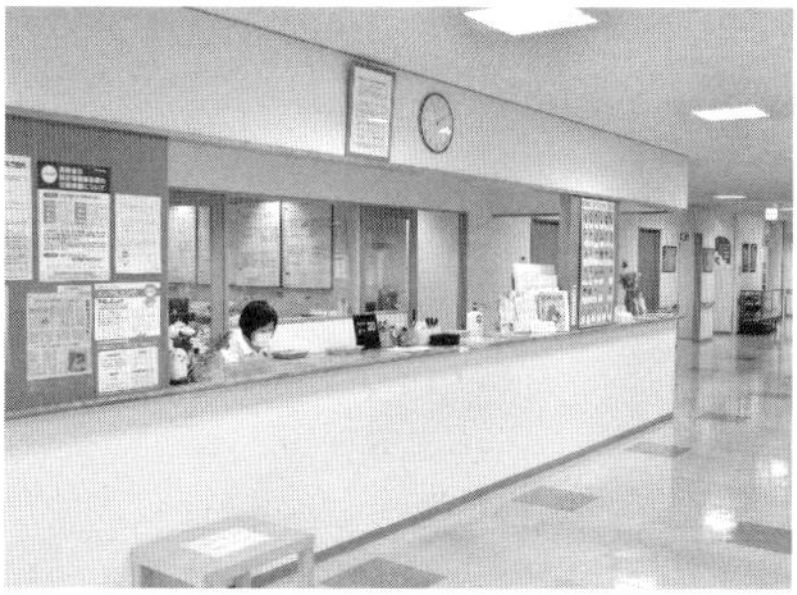

受付

行動心理症状が強いと、認知症が進行したり介護負担が増えたりする。行動心理症状は、適切な対応や介護で軽減することが可能なため、適したサービスで環境調整をすることが大切である。家族や近隣住民に認知症の理解を深めてもらいサポートを促していくことが、病気との上手な付き合い方とされている。

認知症の患者に対して、専門医をはじめ、看護師・介護士・リハビリスタッフ・作業療法士・理学療法士・言語聴覚士・管理栄養士の体制で、定期的なカンファレンスを行うなどチーム医療体制を充実させている。また、認知症患者は嚥下機能障害を起こしやすいため、NST（栄養サポート）チームを組んで嚥下映像を撮影するなど口腔《こうくう》関連の診療にも尽力(下写真)。医療スタッフだけでなく、家族を含めたサポートに携わるスタッフ全員でのチーム医療の体制づくりが特徴で、家族の病気に対する理解度が上がることを重要視している。

認知症患者を受け入れるにあたり、先代からの訓えとして「医療側の覚悟は当然ながら、大事な患者さまをお預かりするためには、まずご家族との信頼関係が大切で、ご家族側の受容と理解も重要であるということを皆さまに説明しております」と中村友美理事長は語る。また、転倒防止にも最大限配慮し、入院中に起こり得るリスクなど、事前説明を徹底した上で入院を受け入れている。

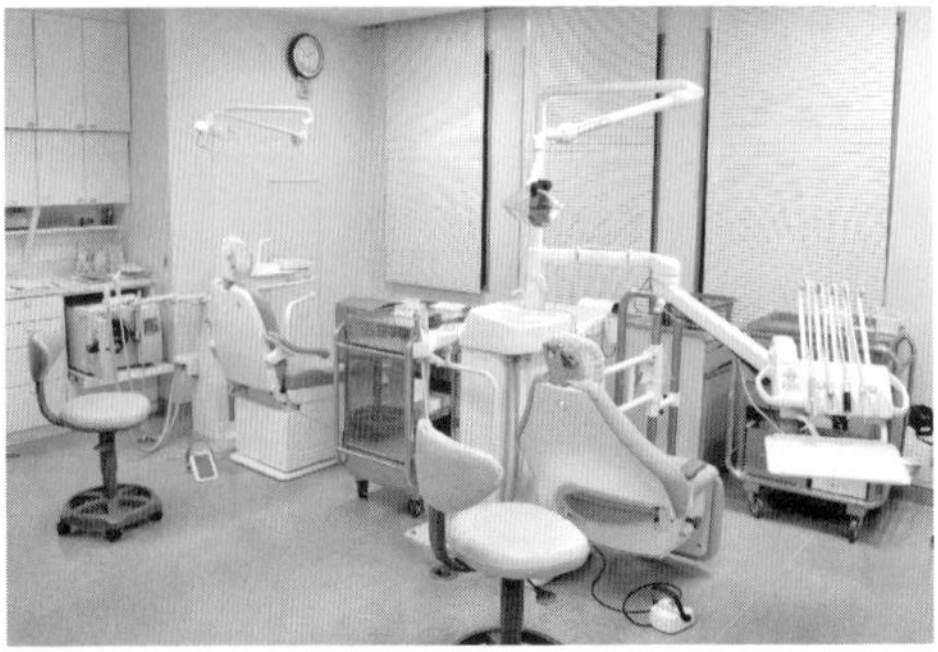
歯科診療室

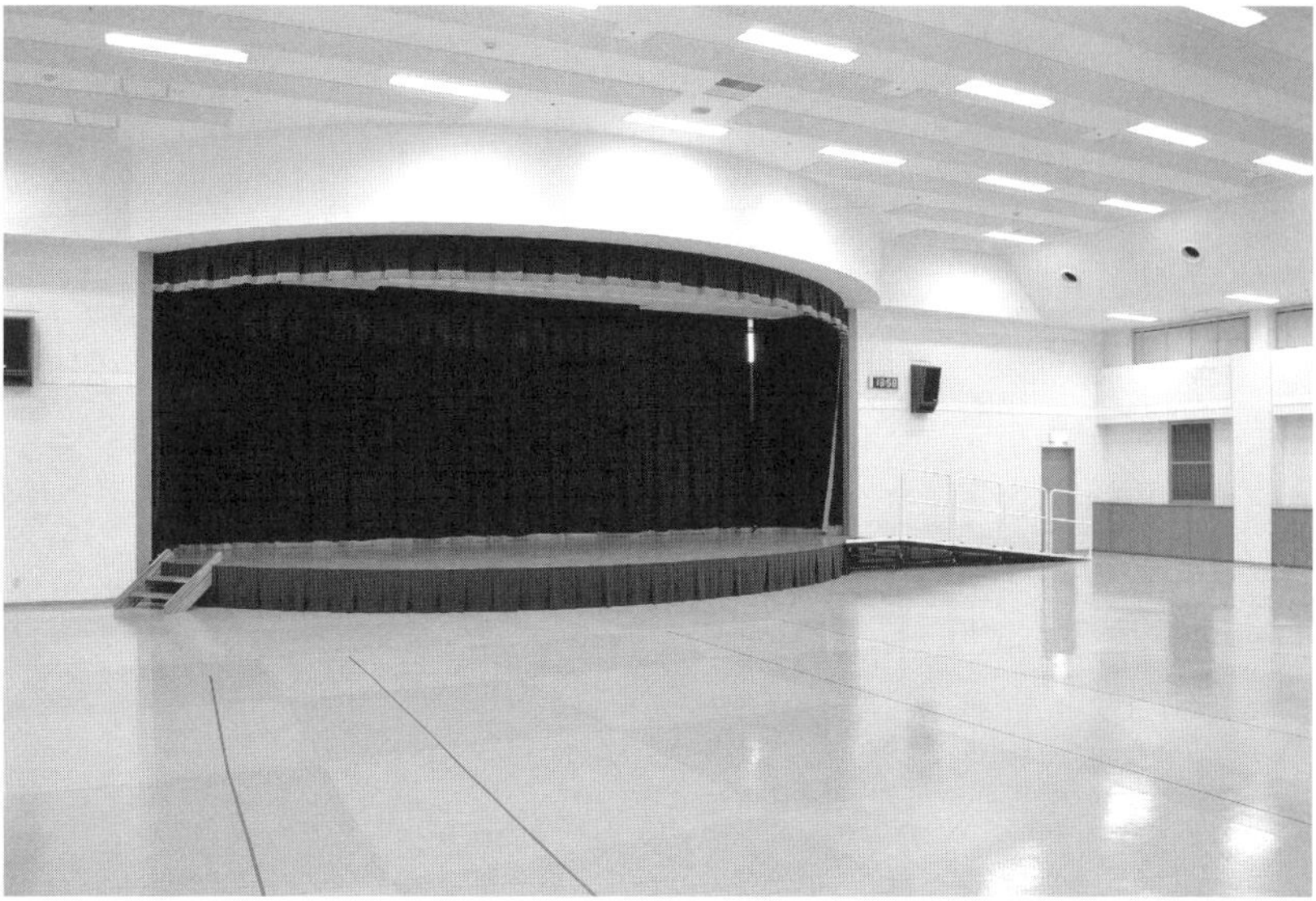

大ホール

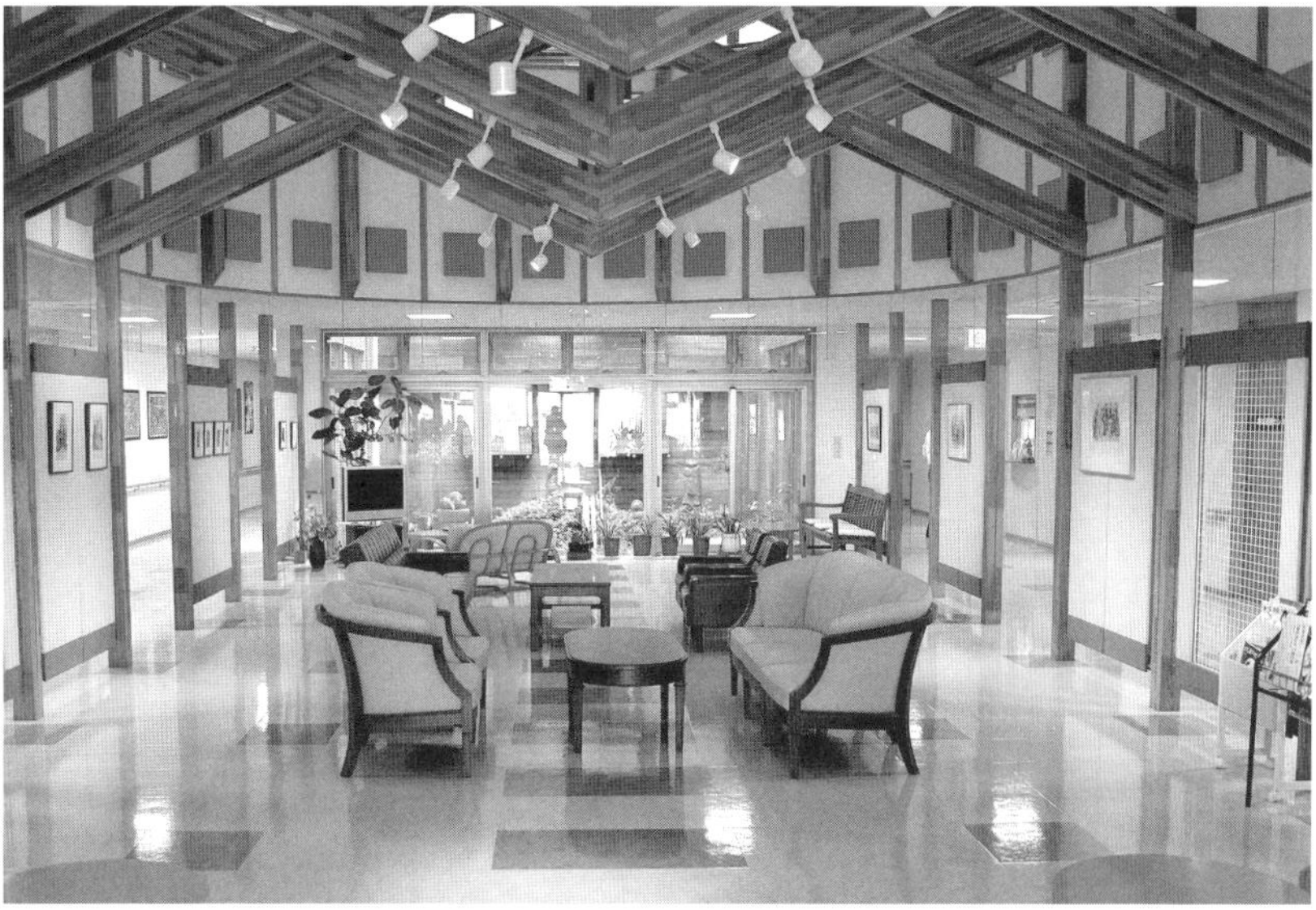

展示ギャラリー

診療体制と充実の環境

●安心・安全な環境づくりで認知症患者をサポート

「認知症は生活障害病」という考え方のもと、認知機能の低下に伴ってできなくなったことを支援し、可能な限り本人の希望する生活が送れるように配慮しつつ、患者本人だけでなく家族全体の生活を支援する。

療養生活は長くなるため、介護負担は徐々に増えることが一般的で、基本的なスタンスとして「短距離走」ではなく「長距離走」と考えて、患者家族の精神的負担にも気を配っている。患者家族の心の解放を促すための一時的なレスパイト入院なども受けており、支える家族が旅行や趣味などが遠慮なく行えるように、一時的な開放を促している。また、認知症になる前の地域との人間関係では、グラウンドゴルフやゲートボール、釣りなど趣味の付き合いがある場合、可能な限り継続できるよう指導している。

施設内には展示ギャラリー（前ページ写真）を設けており、入院入所患者の作品をはじめ、地域の方の作品も展示している。大ホール（前ページ写真）では毎年、地元の学校の吹奏楽部の定期演奏会をはじめ、各種芸能発表（バンド

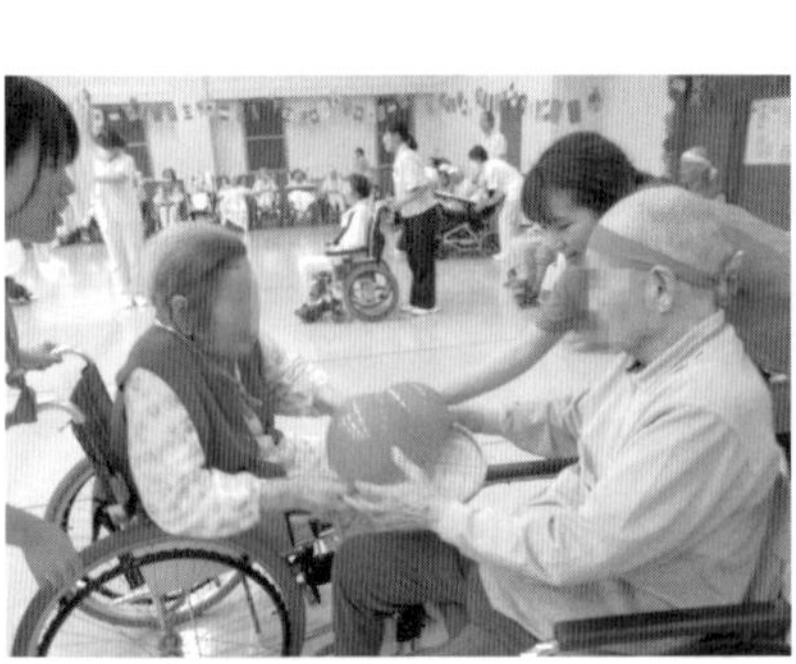

介護医療院大運動会

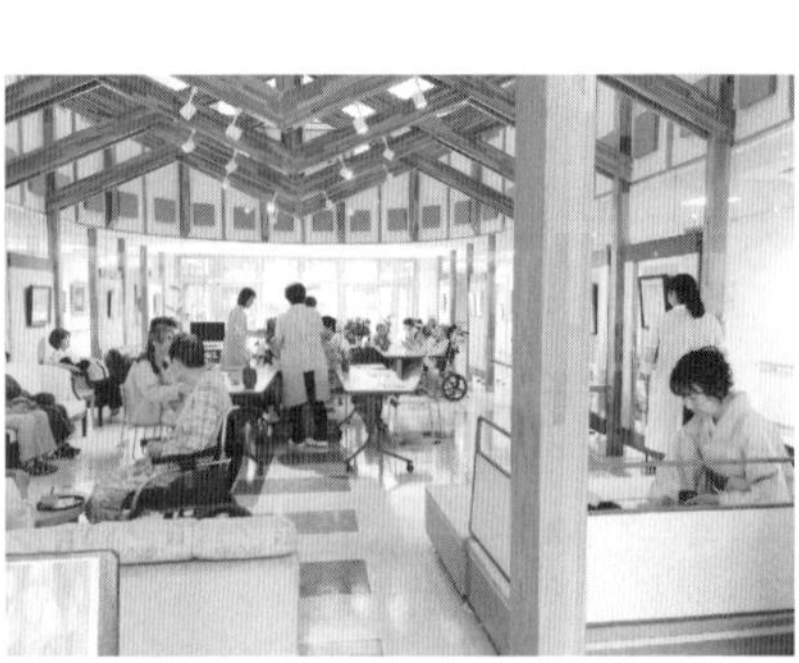

春のお茶会

コンサート、落語等）や映画祭などの地域交流で、認知症患者とその家族の交流を深めている。

認知症をより理解するための取り組みとして、2016年に市の運営事業として開設した認知症カフェ（下写真）がある。各専門職の講話や外部講師・当事者による講演、リハビリ体操など、認知症の正しい知識・情報を伝え合う催しが目白押しで、毎回多くの人でにぎわっている。

●認知症患者を総合的にフォローしていく地域密着型施設

認知症の進行には、「予防」「発症初期」「中期（行動心理症状や身体合併症）」「人生最終段階」があり、これら進行や容体に合わせた適切な医療と介護を行っていく必要がある。

物忘れ外来や認知症治療医病棟、介護医療院、重度認知症デイケアなど、予防から看取りまですべてのステージの認知症を診ていく体制を整えている。また、佐伯区医師会からの委託を受けて認知症初期集中支援チーム（次ページ下写真）が設置されており、認知症患者が適切な医療や介護を受けられるよう本人や家族を支援。医師や看護師、臨床心理士、精神保健福祉士ら認知症専門の職員が家庭を訪問し、心配なことや困ったことを丁寧に聞き、地域包括支援セ

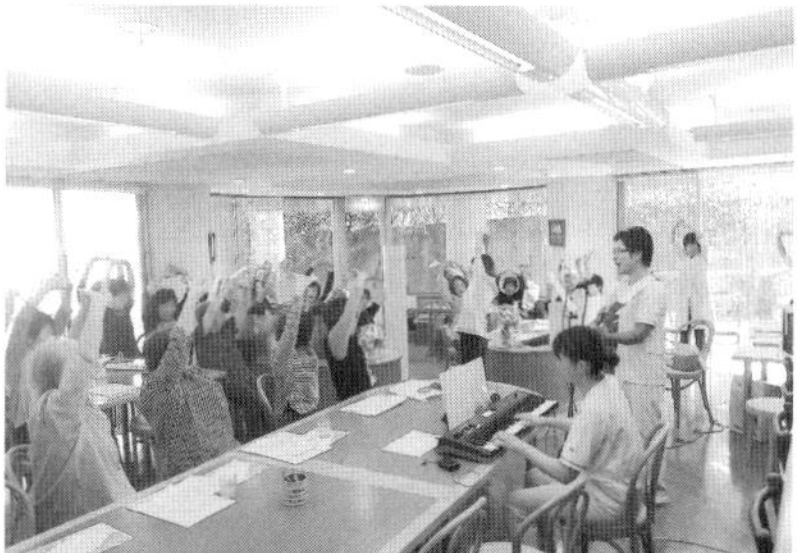
認知症カフェ

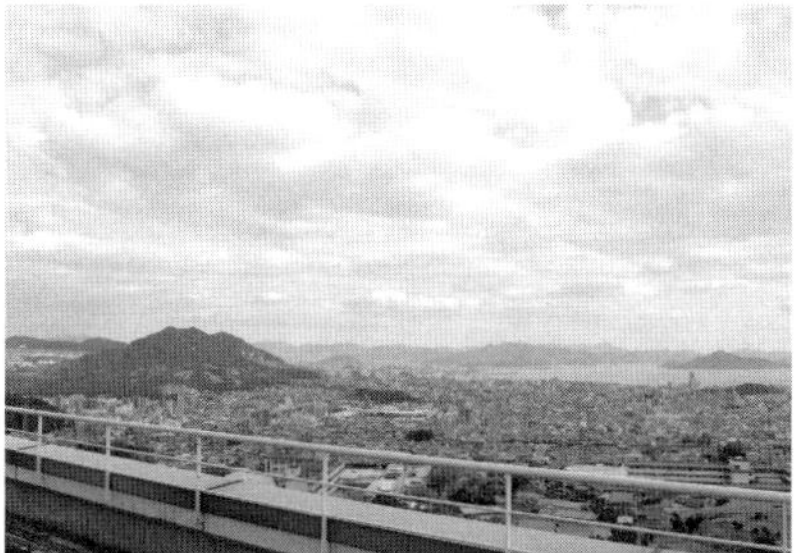
絶景の眺望が患者の心を癒す

ンターや医療機関、介護事業所、行政、地域などと連携しながら認知症患者の生活を支援している。

認知症の患者は身体に合併症をかかえることもあり、転倒骨折や脳卒中、心筋梗塞など専門治療を必要とする場合には、五日市記念病院やＪＡ広島総合病院などをはじめ、西広島リハビリテーション病院、浜脇整形外科病院、加川整形外科病院、原田病院などと緊密な連携で治療にあたる。

同院長は、「未来型の幸齢社会を形成するためには、地域の施設をはじめ、暮らしている人々や医療、介護などの連携が不可欠であり、地域全体が一つのグループとして稼働し、高齢者を見守る世の中になってほしいです」と、地域ぐるみの壮大な未来構想を持っている。

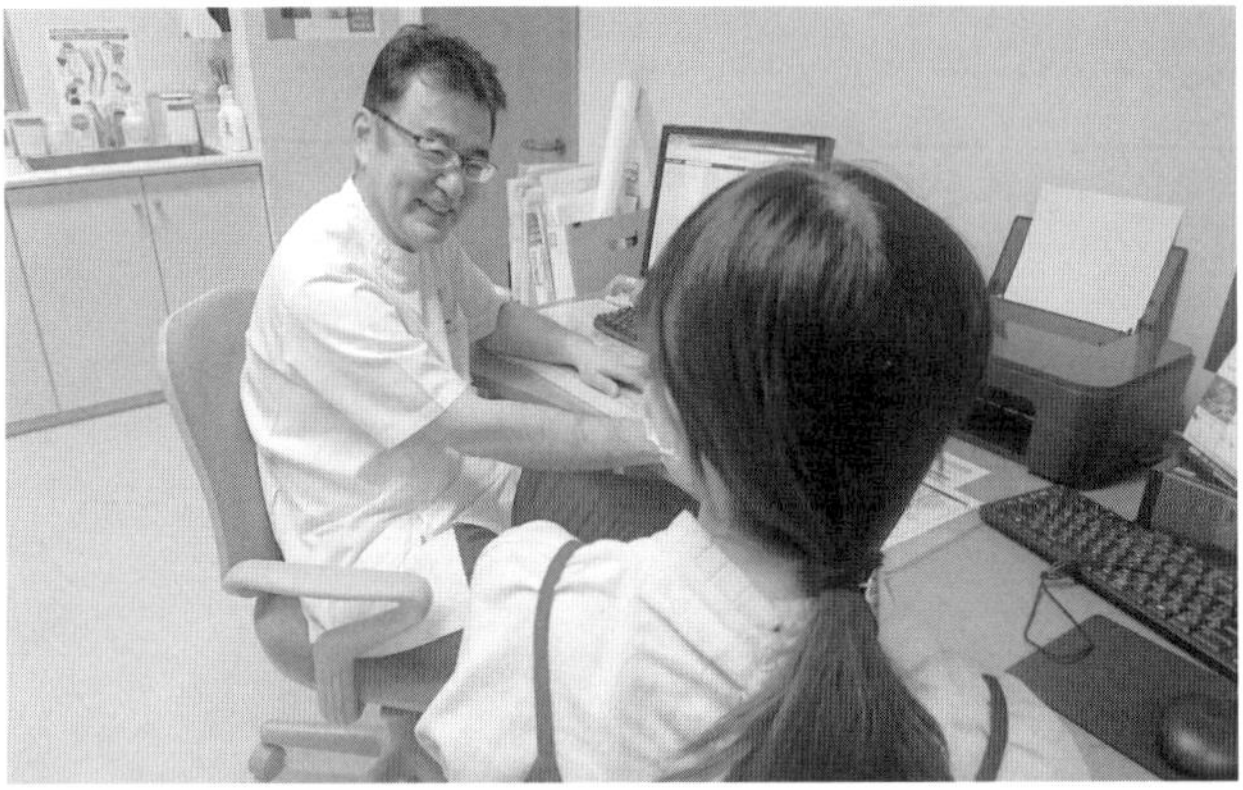

患者に優しく語りかける塚野院長

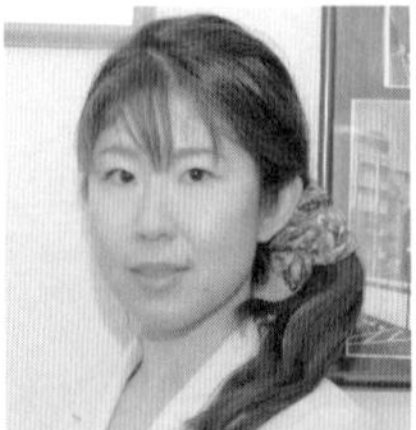

理事長
プロフィール／
なかむら・ともみ。
東邦大学医学部卒。
2017年医療法人ピーアイエー理事長就任。
精神保健指定医。
三児の母でもある。

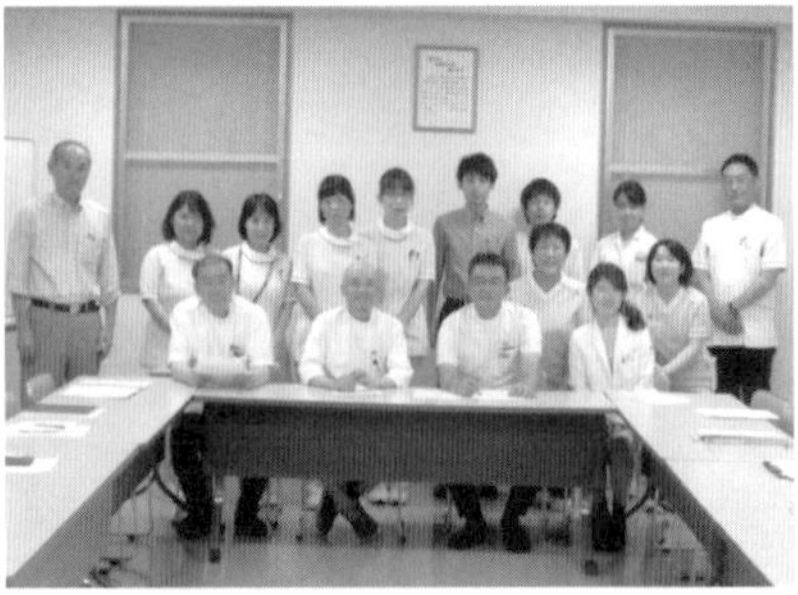

認知症初期集中支援チーム

塚野 健 院長
（つかの・けん）

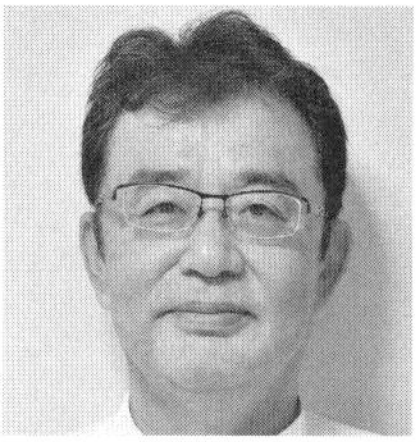

PROFILE

経　　歴	1958年広島市生まれ。1987年広島大学医学部卒。広島大学医学部附属病院、県立広島病院、国立療養所賀茂病院、厚生連吉田総合病院、広島大学医学部神経精神医学教室助手、加計町国民健康保険病院（精神科医長）、医療法人恵宣会竹原病院（院長）を経て、2010年より現職。
資格・所属学会	日本精神神経学会指導医・専門医。精神保健指定医。
家　　族	妻、子ども３人、愛犬 ボーダーコリー
モットー	患者と家族に寄り添う

●院長の横顔

高校時代まで普通に読書をするような青年期を送っていたが、ある一冊の書籍に出合い人生が変わった。『どくとるマンボウ航海記』（北杜《きたもり》夫《お》）がその一冊。

航海を続ける船員に欠かせない船医が主人公であり、世界の海をまたにかけ航海する中、奇想天外な出来事が展開するストリーに心を打たれ、読みふけった。著者の北杜夫自身も、精神科で作家という異色の経歴に心惹かれ、胸が躍った。その北本人が船医として航海した経験があることから、描写のリアリティに驚くほど。それ以来、医者という職業が気になり始め、そのために勉強にも自然と身が入ったという。

以来、同書は重版を重ね、未来に渡り残る名作とされる。北氏は、1960年に発行された『夜と霧の隅で』で芥川賞を受賞している。

●院長からのメッセージ

普段の生活で何か変だと感じることがあったら、早めに受診されることをお勧めします。近年はアンチエイジングも含めて、認知症の予防に取り組む時代となりました。一度発症すると、長期に渡ってサポートが必要になるため、生活全般の見直しが重要です。

精神科・心療内科

広島市安芸区

依存症・急性期を中心とした精神科医療のパイオニア

瀬野川病院
KONUMA記念 依存とこころの研究所

加賀谷 有行 所長

特色

・広島県の依存症および精神科救急の治療拠点機関に認定
・365日24時間の救急対応
・敷地内にデイケア施設や在宅支援の拠点

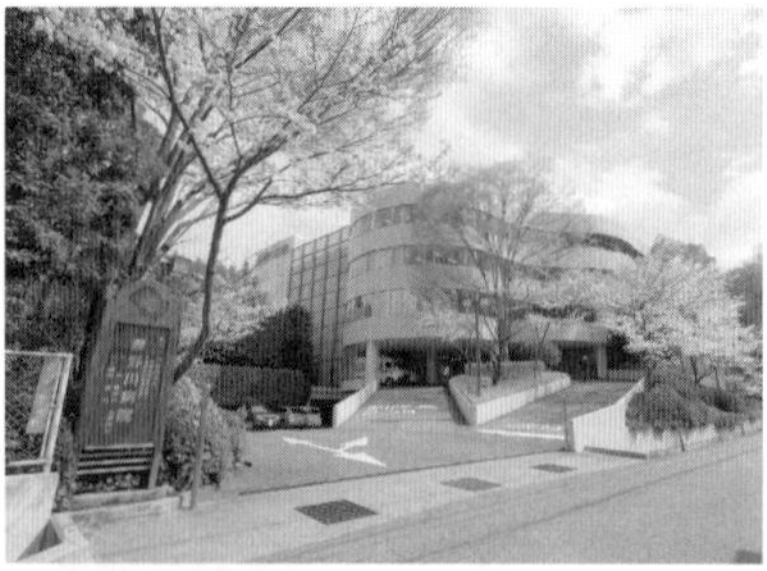

住　所　広島市安芸区中野東 4-11-13
T E L　082-892-1055
H　 P　あり
駐車場　約 30 台

診療時間	月	火	水	木	金	土	日
9:00 ～診察終了まで	○	○	○	○	○	○	休診

＊受付時間／ 8:30 ～ 11:30　＊外来は予約制
＊救急は365日24時間受付(電話連絡要)

病院の概要

●診療科目と領域

昨今、社会問題となっている依存症（薬物、アルコール、ギャンブル、インターネットなど）の治療に早期から取り組み、県内の依存症治療の拠点機関に選定。専門医と経験豊富なコメディカルのチーム医療により、依存症専門の治療プロジェクトで好成績を上げている。３６５日24時間体制で重度症状の精神科急性期患者を受け入れ、統合失調症や躁《そう》うつ病、認知症など代表的な精神疾患の治療に実績を持ち、心に関するさまざまな病状に対応。県・市の「精神科救急医療センター」に公的病院を含めて全国で４番目、民間病院では初の認定。

●診療ポリシー

「いつでも、どこでも、だれでも」という基本理念のもと、精神科・心療内科だけでなく、内科・放射線科・歯科など幅広い診療科を標ぼうし、心と身体の総合治療を実施している。患者の思いを共有する病院づくりをめざす。

病院データ

沿革	1959 年開院
実績	外来患者数／約 2500 人（うち依存症関連／約 600 人）、【疾患別：アルコール依存症／435 人、薬物依存症／53 人、覚せい剤依存症／79 人、ギャンブル依存症／35 人など】（以上、年間）
連携病院	広島大学病院、県立広島病院、広島市民病院、安芸市民病院、JR 広島病院、マツダ病院、吉田総合病院など

依存症の治療

●専門性の高いプログラム治療

依存症は、「いつでもやめられるだろう」「本人の意思次第」と簡単に考えられがちだが、実際は「周囲からの理解が得られにくい」「完治が難しい」など、専門的な治療が必要な病気である。そのため、自分の力だけでは治療が難しいアルコールや薬物、ギャンブル、ネット・ゲームの依存症治療を担う、チーム医療による専門の治療プロジェクトを構築している。

●アルコール依存症

アルコール依存症は脳の慢性疾患とされ、自分の意思だけで使用をコントロールできない状態をいう。身体的・社会的な破綻をきたす可能性が大きく、進行性のため早期治療が大切で、回復を目標に院内一体の姿勢で取り組んでいる。

「外来通院では、精神科医師の診察を受けながら問題解決にあたります。断酒の継続だけでなく、減酒（少量の飲酒を認めて量を減らす）という方法も最近は実施されています。また、『通院』『抗酒剤の服用』『自助グループの実践』

診療科目	診療・検査内容
精神科・心療内科	依存症（アンコール・薬物・ギャンブル等）、統合失調症、躁うつ病、認知症など
麻酔科	修正型電気けいれん療法（mECT）など
内科	急性疾患（風邪・発熱など）、アレルギー疾患（喘息、花粉症など）、生活習慣病（高血圧、糖尿病など）等
放射線科	X 線検査、CT 検査、超音波検査などの画像診断など
歯科	一般歯科診療、歯科疾患指導など

を柱に、訪問看護やデイケア施設の利用も提案しています。同じ問題を抱える仲間と参加する治療プログラムでは、集団精神療法や勉強会、院内自助グループ、軽スポーツ、料理教室などを実施しており、アルコールに代わる楽しみを見つけられると好評です」（下写真）

入院治療では、特有の症状や疾患などに適切な治療を行い、落ち着いたタイミングで治療プログラムへの参加を促す。アルコールへの考え方や過去の振り返りなどを個人面談するほか、外泊訓練の具体的な計画とともに検討している。

●薬物依存症

薬物依存症も、自分の意思では使用をコントロールできない精神医学的障害。違法薬物への依存だけでなく、通常の処方箋薬を誤服用するケースもあり、法律や依存者の高齢化などにも深く関わる。また、再発患者も少なくない。

「当院では、外来通院・入院患者さんと一緒になり、薬物療法や認知行動療法（問題となる物事の受け取り方・考え方・捉え方などを変えていく）の両面から、一人ひとりに適切な治療を提供しています。薬物療法は、依存性薬物の渇望《かつぼう》に伴う焦燥感《しょうそうかん》、不安感、イライラ、抑うつ状態の軽減に効果的ですが、薬物依存症の治療は長期に及ぶことも多く、認知行動療法で薬物問題を整理し、生活の場で実践することが再発予防にもつながります」

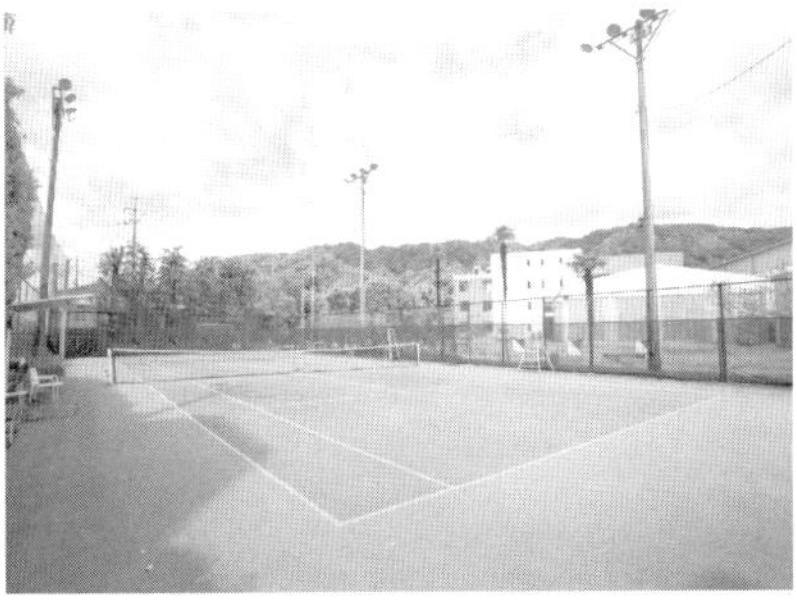
テニスコート

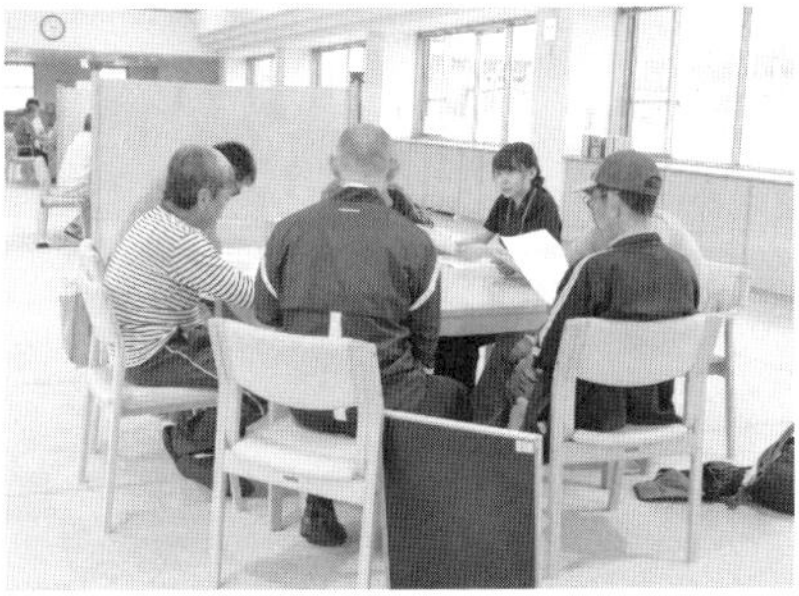
勉強会の様子

●ギャンブル依存症、ネット・ゲーム依存症

ギャンブルやネット・ゲームへの依存も、幅広い世代の相談が増加中。ギャンブル依存症は、借金などが原因で経済破綻につながり、家族や周りにも影響を与える。ネット・ゲームへの依存は、若年層で顕著になっている。どちらも早期の相談や生活習慣の修正などが求められる。

外来通院では、他の依存症と同じくギャンブルやネット・ゲームをしない生活へ切り替え、その状態を継続することが大切。公認心理師等のスタッフによる完全予約制での個別プログラム「ＳＷＩＴＣＨ」や「ＳＡＴ-Ｇ」、勉強会、集団活動にも取り組み、患者一人ひとりに向き合う治療を行っている。

ギャンブル、ネット・ゲーム依存症の相談では、サテライトクリニックのこがわ駅前クリニック（Ｐ80参照）もアクセスの良さから多くの利用がある。

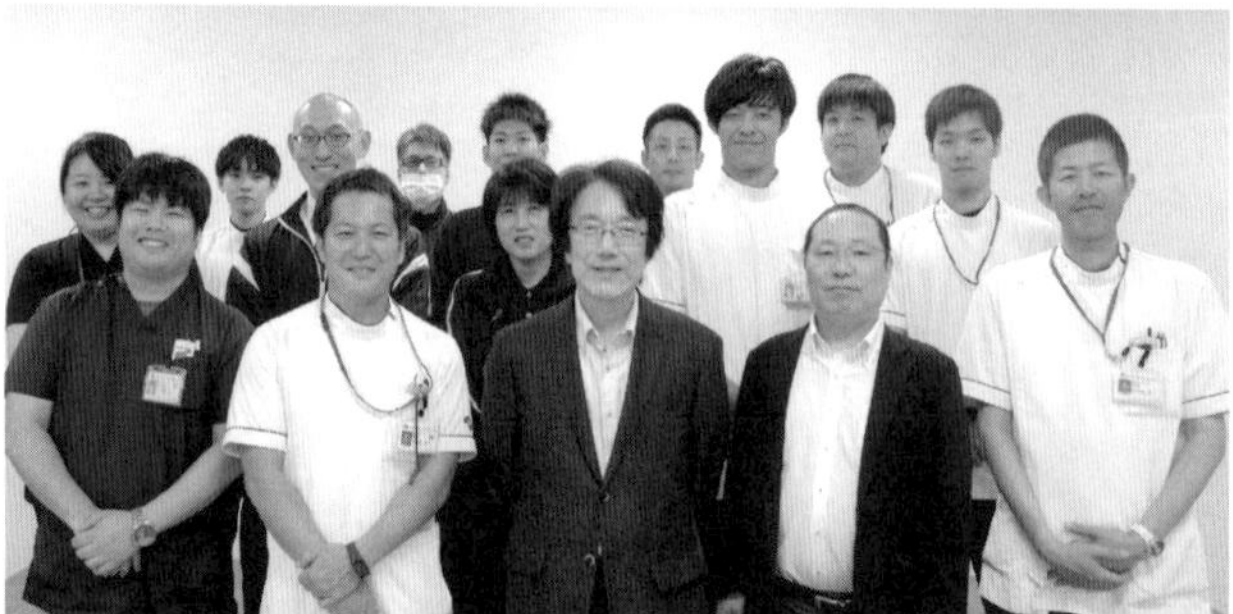
依存症治療のスタッフ

急性期の治療

●広島県における精神科救急医療の拠点

３６５日24時間体制で、救急・緊急を要する依存症や統合失調症などの患者を受け入れている。事前の電話相談も受け付けており、救急車の搬入に至らないケースもある。入院日より、医師・看護師・精神保健福祉士・心理士・作業療法士等から構成される治療チームで患者一人ひとりを支援し、超急性期から多職種によるきめ細やかな医療を展開している。

退院へ向けてのフォローアップも充実しており、急性期症状を脱した患者は、患者側のニーズに応じて集団または個別治療プログラムへ移行し、心理教育や就労支援など社会復帰の場を提供できるよう配慮している。

さらに、退院後の生活の包括的なサポートも実施しており、広島県・市認定の「精神科救急医療センター」として、地域の精神科救急医療拠点にふさわしい総合的な役割を担っている。

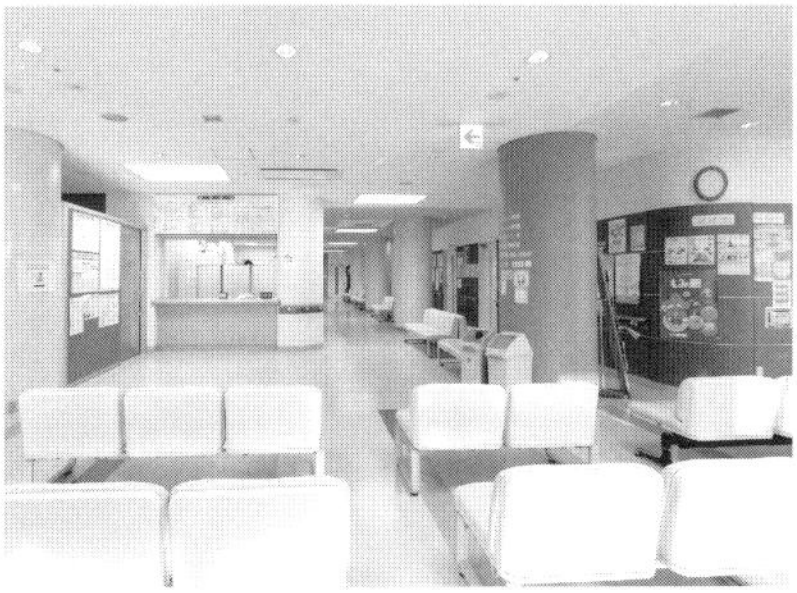

待合スペース

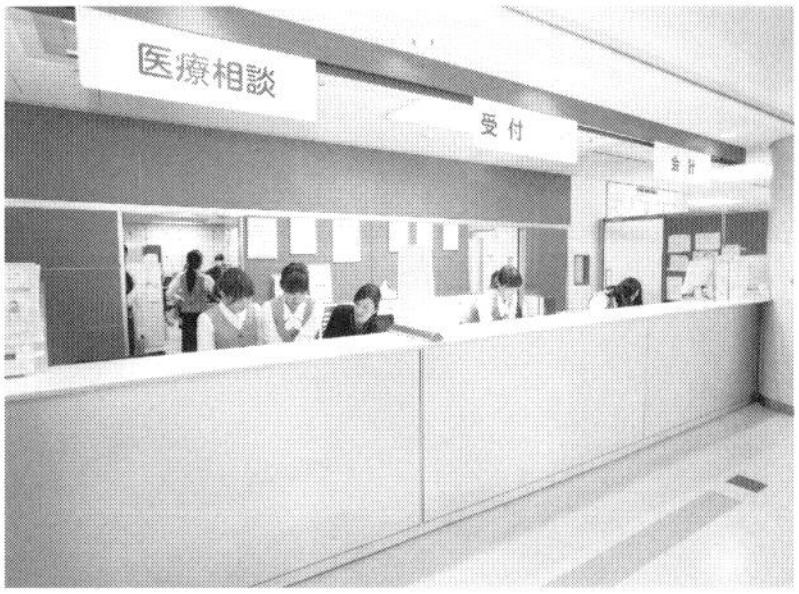

受付

早期退院に向けた取り組みと連携施設

●退院後の生活を見据えた取り組み

入院治療で、一旦は落ち着き自宅に退院しても、仲間づくりが苦手だったり支援の求め方がよく分からない患者が多く、その場合、退院後は自宅にひきこもる生活に戻り、病気の再発に至ってしまうことがよくあるため、それらを防ぐための取り組みを入院中から行っている。

●依存症プロジェクト（自助グループ・プログラム）

「断酒会」「ＡＡ」「ダルク」など、地域の自助グループのメンバーと入院中から交流することで、入院中から退院後の生活をイメージできる場を用意している。また、退院後に通所が見込まれる自助グループまで職員同伴で参加してもらうことで、入院中から地域の支援機関との関係づくりを推進している。

●農園プロジェクト

病院全体から希望者を募り、病院所有の農園で季節ごとの野菜を栽培する共同作業を通じて、退院後に体を動かす生活習慣につなげ、余暇活動のヒントにしてもらう。プロジェクトは、看護師・作業療法士・臨床心理士・精神保健福

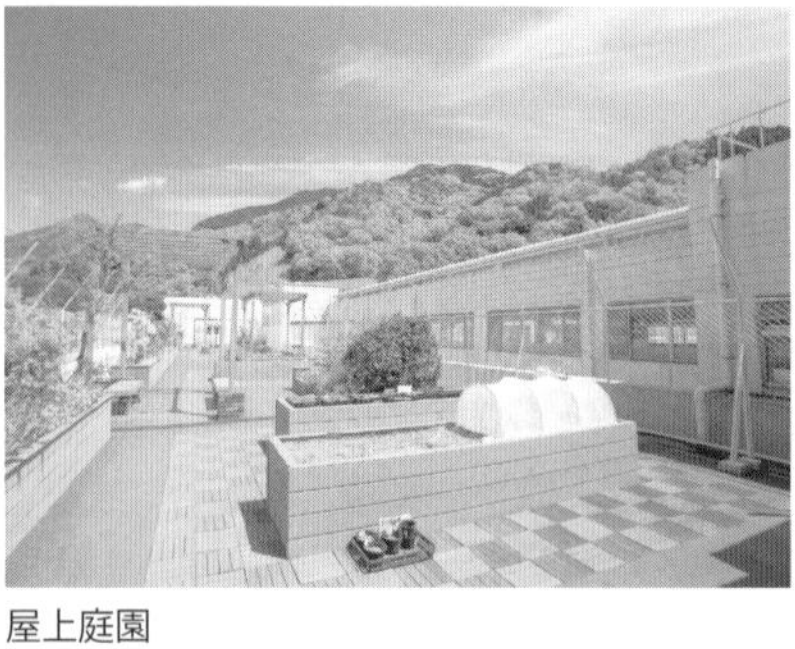

屋上庭園

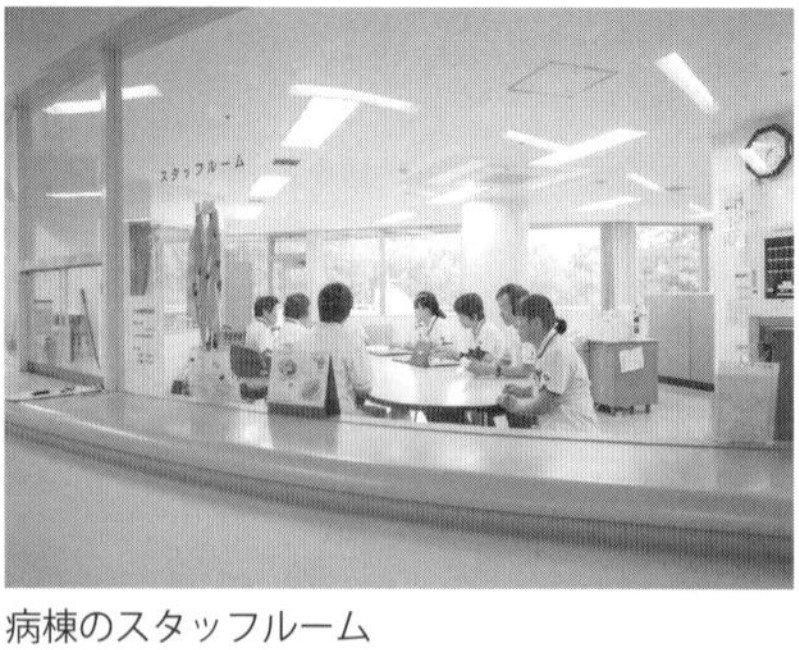

病棟のスタッフルーム

祉士などで組織しており、集団活動の中でのコミュニケーションのアドバイスなども行っている。

●就労支援施設

就労移行支援は、お好み焼き屋の店舗業務、洗車・清掃業務による実践的な訓練を実施。就労継続支援B型では、ゆっくりと一般就職をめざしたい人や、マイペースに生産活動に取り組みたい人に、ベーカリー（下写真）の店舗業務または農耕業務での訓練を実施している。

こうした患者の社会復帰や社会参加について、就労・就職まで支援している。

●敷地内・院内外に充実の支援施設を確保

同院隣接のデイケアセンターは、患者の症状に合わせたサービスを提供する施設で、屋内活動施設（3つ）や屋外活動施設（2つ）を保有する。精神科のデイナイトケア、デイケア、ショートケアに対応しており、重度認知症患者のデイケアに特化した施設では、次のステップ支援と病状・生活の安定を図り、地域とつながる環境づくりを目標にしている。

敷地周辺には、グループホームや共同住宅、就労支援施設も整備され、患者の社会生活全般に関わる理想を実践している。訪問看護サービス（病気の治療

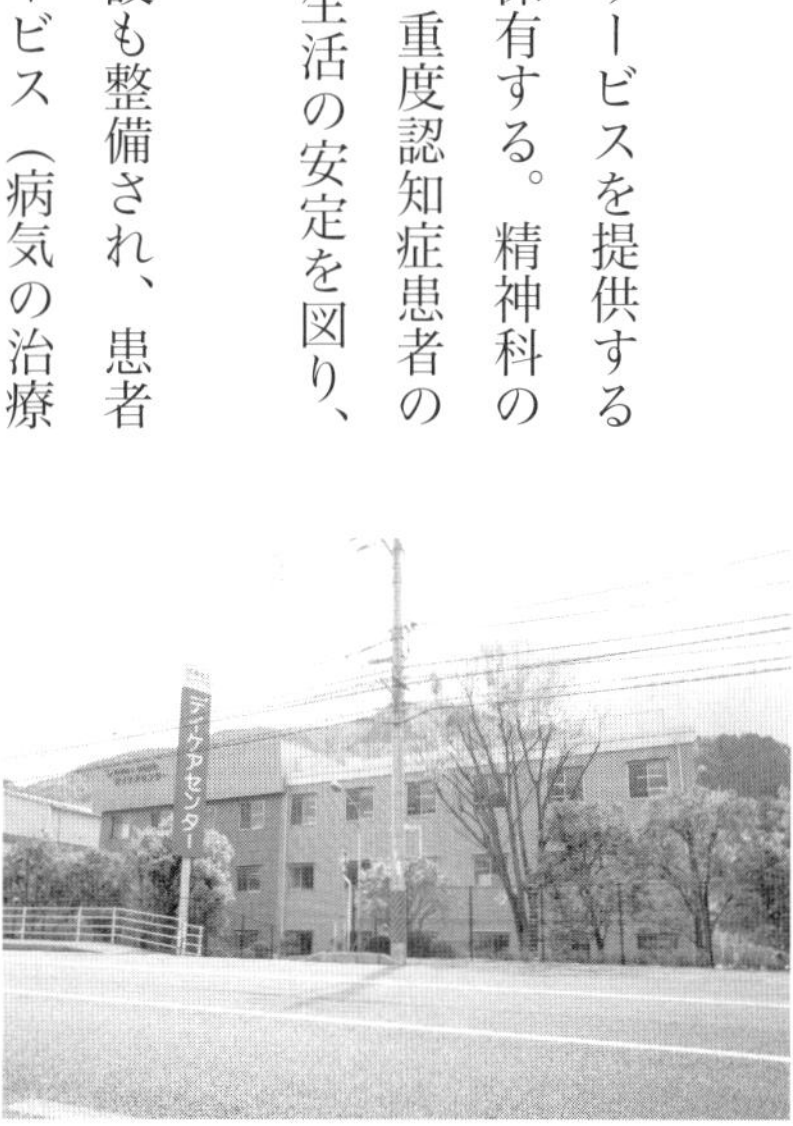

隣接するデイケアセンター

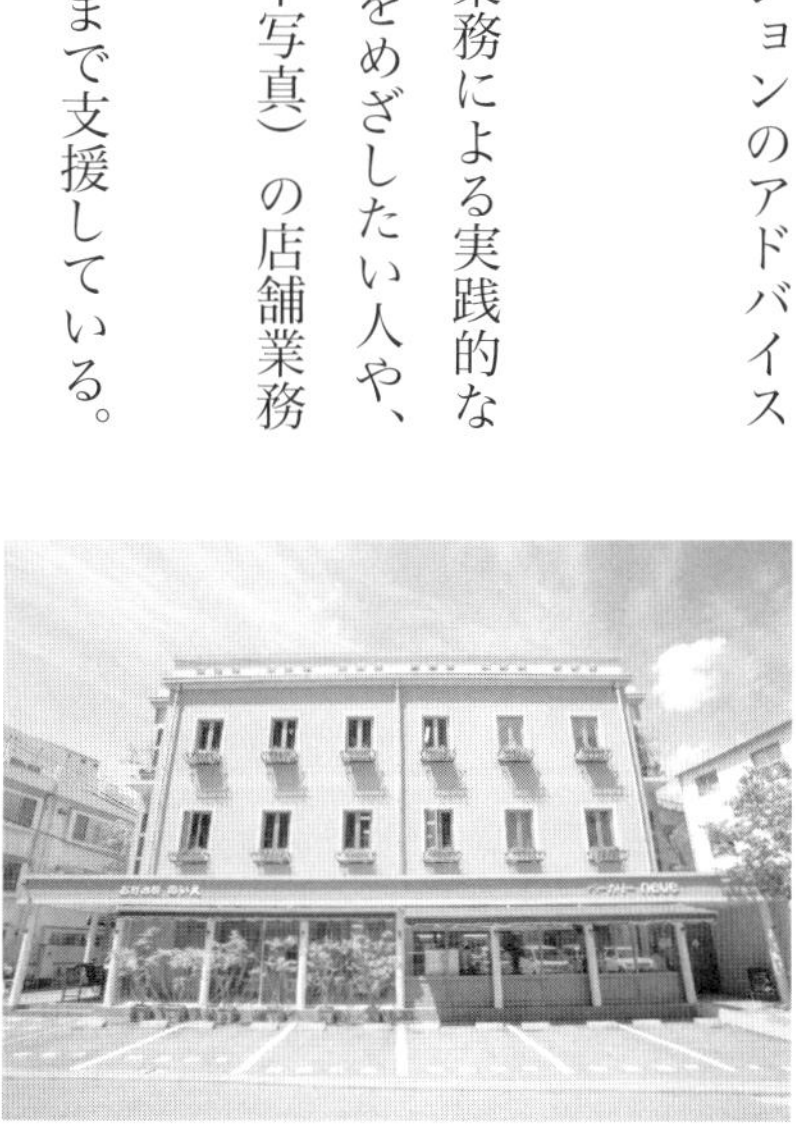
ベーカリー・ノイエ

を継続しながら地域生活が安定して送れるよう自宅を訪問）を広島市を中心に提供しており、また、呉市地域でも同サービスを提供し利用地域・対象者を広げている。

　よこがわ駅前クリニック（左）ではデイケアを展開し、駅から徒歩５分のアクセスを生かした診療や、訪問看護、重度認知症患者のデイケアサービスを行っている。

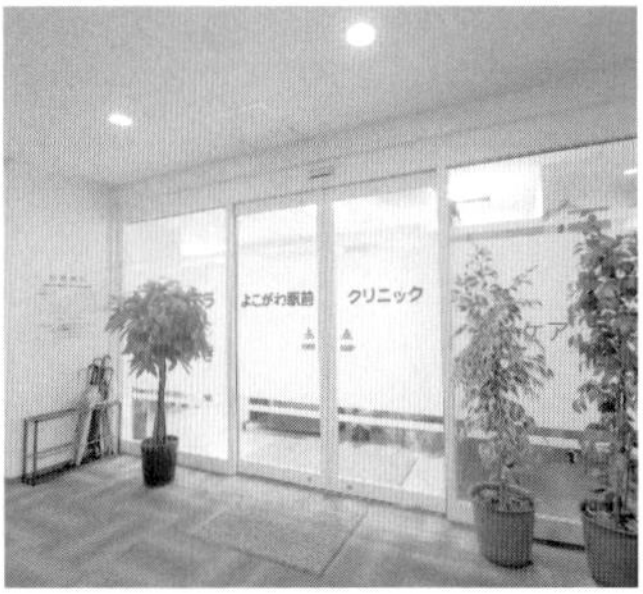

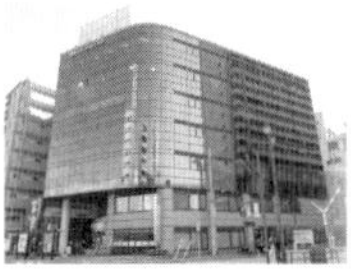

よこがわ駅前クリニック（院長 下原篤司）
――個人と企業・アスリートの「こころ」と「体」の治療をサポート
広島市西区横川町 2 丁目 7-19 横川メディカルプラザ 6F
TEL(082)294-8811
診療時間／ 9:00 ～ 13:00、15:00 ～ 19:00（木・土曜〈各午後〉、日祝は休診）
診療科目／心療内科・精神科・内科・禁煙外来・その他
診療・業務内容／依存症カウンセリング（回復プログラム）、「心」の相談室、精神科デイケア（同プラザ 7F）、訪問看護、重度認知症患者デイケア（各同プラザ 6F）など

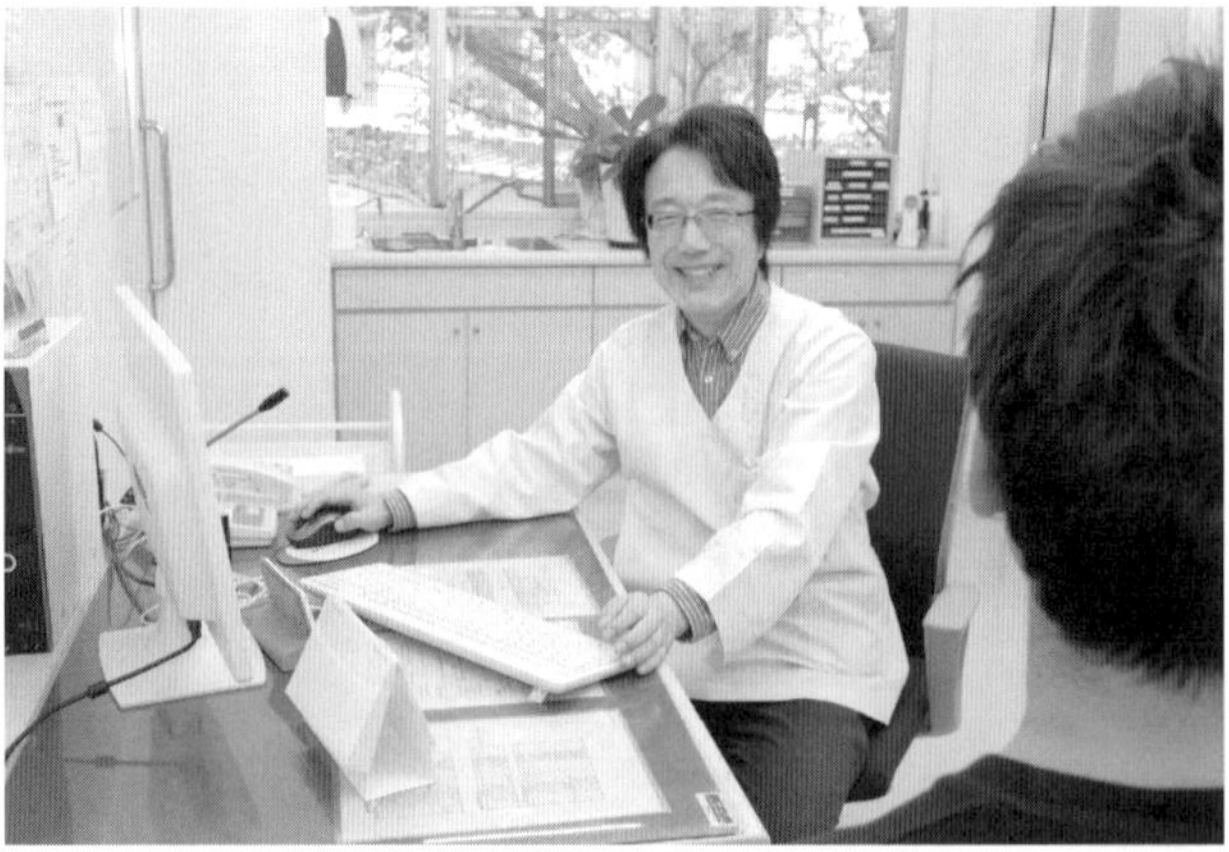

加賀谷所長による
診察の様子

加賀谷 有行 所長
（かがや・ありゆき）

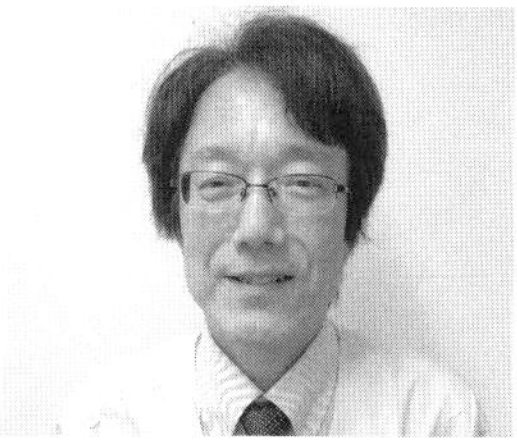

PROFILE

経　　歴	1961年広島市生まれ。博士(医学)。1987年広島大学医学部卒。国立精神・神経医療研究センターで学び、大学院生時に非常勤医師として瀬野川病院勤務。広島大学医学部（助手、講師）、広島国際大学（教授、学生部長）などを経て、2016年より現職。
資格・所属学会	精神保健指定医。精神科専門医・指導医。日本医師会認定産業医。広島県アルコール健康障害サポート医（専門）。
趣味・家族	散歩・散策 妻・息子・娘の4人家族。
モットー	人生は、いかに自分が本ものでも先輩の引き・同僚の支え・後輩の押しがなければ、どうにもならないことを知らねばならない(西丸和義・広島大学初代生理学教授)

●所長の横顔

子どものときに喘息で、夜間でも家へ来てくれた先生の存在が医療と関わるきっかけに。小学生のときから読書家で、ネパールの医療貢献やシュバイツァーの伝記に感動し、進学後に医学部をめざす。精神科を選択し、自ら命を絶った精神疾患患者と関わったとき、救えなかった後悔や生きていればどうだったかを思い、今でも心に残っている。

広島大学大学院や広島国際大学（医療福祉）で 15 年の指導者経験を経て、50 歳代半ばで臨床に戻った。大学時代（テニス部）に、同院内のテニスコートを借りていた縁もあって瀬野川病院へ。臨床現場に立つ現在も、地域貢献を掲げる同院で患者との絆を育み続ける。

●所長からのメッセージ

精神疾患は、早期治療・再発防止が大切で、そのためには患者さんが安心して治療できる環境が必要です。垣根がない・断らない雰囲気づくりを意識して、患者さんが望まれる治療を基本に、押し付けのない治療を心がけています。

ご家族からの相談にも応じていますので、患者さんを含めて安心感を持っていただき、一緒にこれからの治療や問題解決を考えていきましょう。

精神科・心療内科

呉市広白石

認知症を中心に地域精神科医療を実践

ふたば病院

髙見　浩　院長

特色

・専門の多職種連携によるチーム医療
・bio-psycho-social の観点で多面的ケア
・地域の医療機関や施設と緊密に連携

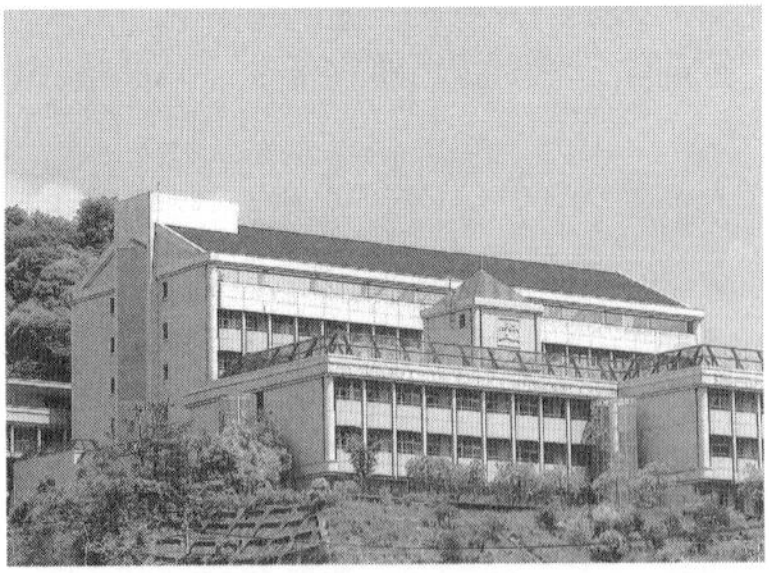

住　所　呉市広白石 4 丁目 7-22
T E L　0823-70-0555
H　 P　あり
駐車場　約 60 台

診療時間	月	火	水	木	金	土	日
9：00 ～ 12：00	○	○	○	○	○	○	休診
13：00 ～ 17：00	○	○	○	○	○	○	休診

＊祝日は休診　＊完全予約制

病院の概要

●診療科目と領域

成人から高齢者までの精神疾患を幅広くカバー。統合失調症、うつ病、パニック障害、不眠症などさまざまな患者を受け入れており、対象疾患の中心は認知症。認知症患者の受診や入院割合は年々高まってきている。「広島県認知症疾患医療センター」（呉市・江田島市）として、認知症の相談から診断・初期対応、啓発活動まで取り組んでいる。

●診療ポリシー

地元の広地区から周辺地域まで、誰もがほっとする街にしていきたいという思いを込めた「広ほっとタウン」構想を掲げ、地域に根ざした精神科医療を実践。精神疾患に苦しむ患者や介護の必要な高齢者、その家族と向き合い、「一人から家族へ、家族から街へ」サポートの輪を広げていく手伝いができるように、地域のニーズを迅速かつ的確に受け止め、医療・福祉・介護機関と連携し、地域精神医療の中核医療機関としての役割を担っていくことをめざしている。

病院データ

沿革	1961年開院 1997年現在地に移転、介護老人保健施設開設 2008年高齢者複合福祉施設を併設
実績	外来新患数／約400人、外来平均患者数／約90人（日）、入院患者数／約200人
連携病院	中国労災病院、呉医療センター、呉市医師会病院、呉共済病院、済生会呉病院、地域の各医療機関

認知症診療の特色・内容

●早期に介入し、ケアに取り組む

呉市・江田島市は県内でも特に高齢化率の高い地域で、近年は、特に認知症患者の増加が目立つ。そんな地域にあって、同院は２０１３年に呉二次保健医療圏（呉市・江田島市）の「広島県認知症疾患医療センター」に指定され、認知症の相談や鑑別診断、初期対応、周辺症状や身体合併症への急性期対応、地域保健医療関係者への研修会の実施、医療・福祉関係者との連携協議、地域への情報発信などに力を入れている。

認知症の早期診断とケアを促進する国の施策が進んでいる中、２０１５年２月、呉市より委託を受け同院が中心となって専門職のチーム「呉市認知症初期集中支援チーム」を発足した。患者の来院を待つだけではなく、地域包括支援センターなど関係各機関と連携して積極的に地域に入り込み、認知症が疑われる人や認知症の患者の家庭を訪問し、本人や家族に必要なサポートをする。早期介入により、認知症の人の医療や介護、生活環境などのケアに取り組んでいる。

診療科目	診療・検査内容
精神科・心療内科	診療／主な対象疾患は、初診患者および入院患者の半数以上を占める認知症のほか、統合失調症、躁うつ病、うつ病など 検査／64 列 CT 検査、緊急血液検査、心電図検査、脳波検査、超音波検査などが可能

●質の高いチーム治療

同院の患者は、5割前後が認知症、約3割が統合失調症で、残りが他の精神疾患で構成され、初診に限れば6～7割が認知症の患者である。初診患者の大半は、かかりつけ医など近隣の医療機関や施設からの紹介で来院する。

同院の医師の体制は、7人の常勤医師（精神科・心療内科）、5人の非常勤医師（精神科・心療内科・内科・皮膚科）で構成されており、精神科の専門医の資格を持つ医師が多いのが特徴。高い専門性を持つ医師が、知識と技術の向上を図りながら治療している。また、精神科認定看護師資格や認知症認定看護師資格を持つ看護師も勤務。さらに、医師や看護師だけでなく、ソーシャルワーカー、臨床心理士、介護士も認知症ケアの専門職を持っている職員が多く、多職種で連携しながら質の高いチーム医療を提供している。

同院では、医療人として「接する人の気持ちを思いやり、尊重するように努めること」を基本方針の一つに掲げている。接遇にも力を入れ、年度ごと・半年ごとのテーマ・目標を電子カルテに掲示し、職員一人ひとりに周知するように努めている。また、資格取得や高度な専門性をめざす職員には、病院がバックアップして積極的にサポートしている。

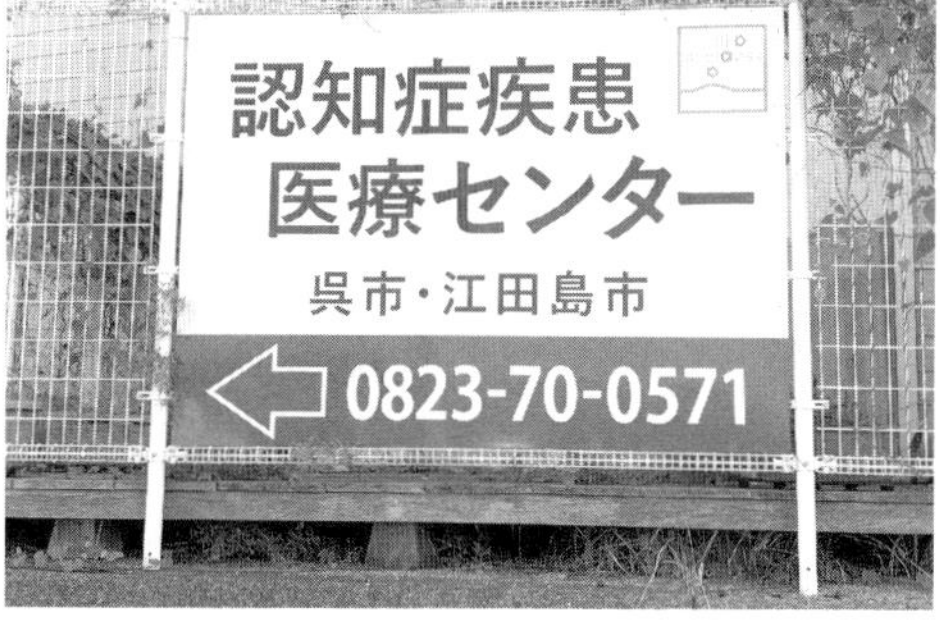

「認知症疾患医療センター」として、
診療・相談・講演会・普及活動などを行う

２０１６年には、地域住民の安心・安全、信頼と納得の獲得、業務の効率化と質の向上、職員の意識改革などを目的に、「日本医療機能評価機構」の認定を受けている。

●最初は中央病棟へ入院

同院では64列ＣＴ検査（下写真）を導入しており、患者の負担軽減と精密な画像検査が可能。画像読影については外部の医師に委託し、ダブルチェック体制をとっている。そのほか、血液検査や心電図検査、脳波検査、超音波《ちょうおんぱ》検査などが可能で、ＭＲＩやＳＰＥＣＴなどの精密検査が必要な場合は連携病院へ紹介する。

例えば認知症の場合には、疾患の有無や原因、タイプ、進行の程度などの鑑別診断を行い、治療方針について説明する。

同院内には４つの病棟があり、最初に入院するのは中央病棟で、ここで初期治療を行う。毎週、各部署のスタッフが集まって合同カンファレンスを行い、１週間以内に入院した患者の病歴や治療方針、入院１か月後および３か月後の状況について検討したり、対応に困っている患者がいればその場で話し合いをして、患者の情報を共有する。患者の治療方針や状態に応じて、認知症治療病棟や精神療養病棟へ移動する場合もある。

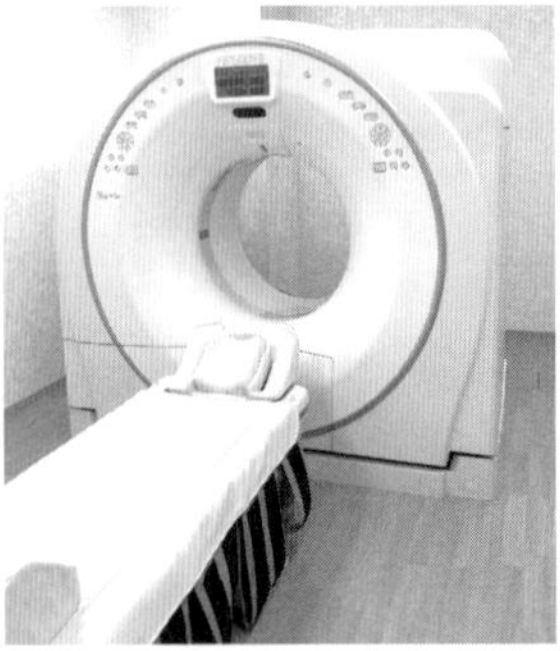
64列 CT

２０１８年から地域移行機能強化病棟を稼働しており、「入院から地域へ」のスローガンのもと、ベッドの削減と病床機能の分化に取り組んでいる。

退院に向けては、看護師・薬剤師・栄養士・作業療法士・臨床心理士・ソーシャルワーカーなどの多職種チームと、さらに家族や必要により施設職員も交えたカンファレンスを行い、患者の今後の生活やケアについてしっかり話し合ってスムーズな地域移行をめざす。退院後は、同院で訪問看護や精神科デイナイトケア、精神科作業療法、重度認知症デイケアを導入する場合もある。

●多方面から全人的に患者をサポート

治療では、薬物治療だけでなく、精神療法を取り入れたり、患者の生活を取り巻く環境を調整したり、医療者・患者・家族が三位一体となって取り組んでいることも大きな特徴である。

認知症治療病棟では、薬物を中心とした治療だけでなく、患者の日常生活動作の維持や機能の向上をめざして、各専門職種がさまざまなリハビリテーションを工夫している。認知症は、病気の治療だけでなく、患者のＡＤＬ（日常生活動作）をできるだけ維持向上していくことが大切である。

広島県では、地域で暮らしている認知症の人を地域で切れ目なくケアしてい

● 精神科医療・認知症医療の三本柱

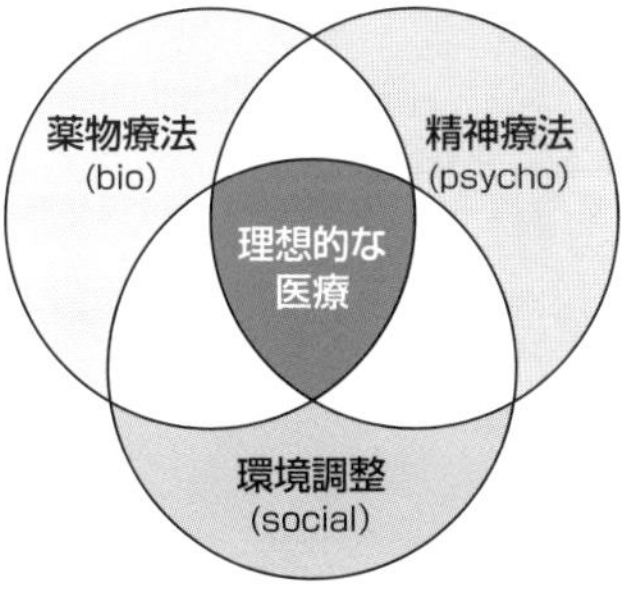

くシステムを作ろうと、「循環型認知症医療・介護連携システム推進事業」を進めている。２０１６年に、同院の認知症のリハビリテーション手技のプログラムが同事業で「広島県精神科病院協会長賞」を受賞した。これを励みに、これからも認知症患者の生活機能障害の改善や在宅生活の維持向上のため、今後もさまざまな取り組みや活動に力を入れていく。

「脳の病気は、そこだけを診るのではなく、心理的な面や周りの環境的な面などから総合的に診ていくことが大切です。そこで重要になるのが、『bio-psycho-social』の観点です（前ページ下図）。『bio』は、脳の病気も内臓や四《し》肢《し》、眼、耳と同じ身体の病気であるという視点。『psycho』は、心理的なサポートをすることも大切。『social』は、周囲の環境を整えたり、支える家族をサポートしていくことも大切。すなわち、精神科医療では一つの側面だけ診ていたのでは片手落ちになります。多面的にサポートして治療することが不可欠で、それは家族のサポートにもつながります」と髙見院長は話す。

●"安信"できる医療を提供

以前は、精神科医療の中心は入院治療だったが、地域で生活することをめざす地域精神医療が重視される時代へと移行している。

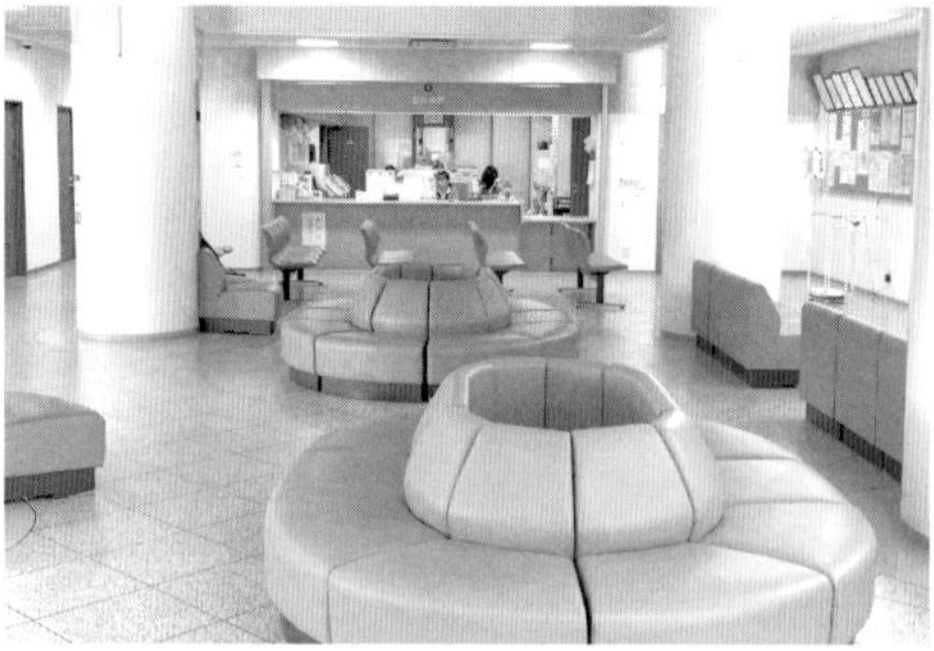
明るく開放的な待合スペース

同院の近くには、同じグループの介護老人保健施設や高齢者複合福祉施設（左写真下）を開設している。グループで患者のその後の暮らしをフォローし、患者ができる範囲で元の生活を取り戻したり、普通の生活に近づけるようにすることは、「広ほっとタウン」がめざすところでもある。

「法人名の『和恒会』は、『和』のこころを『恒』に（いつも、そして絶えず）持ち続けて、地域の皆さまに安心して信頼される病院を築いていくという病院の理念を表しています。これからもこの理念をしっかりと守り、地域の精神科医療の核となって、〝安信〟していただける医療の提供に努めたいです」

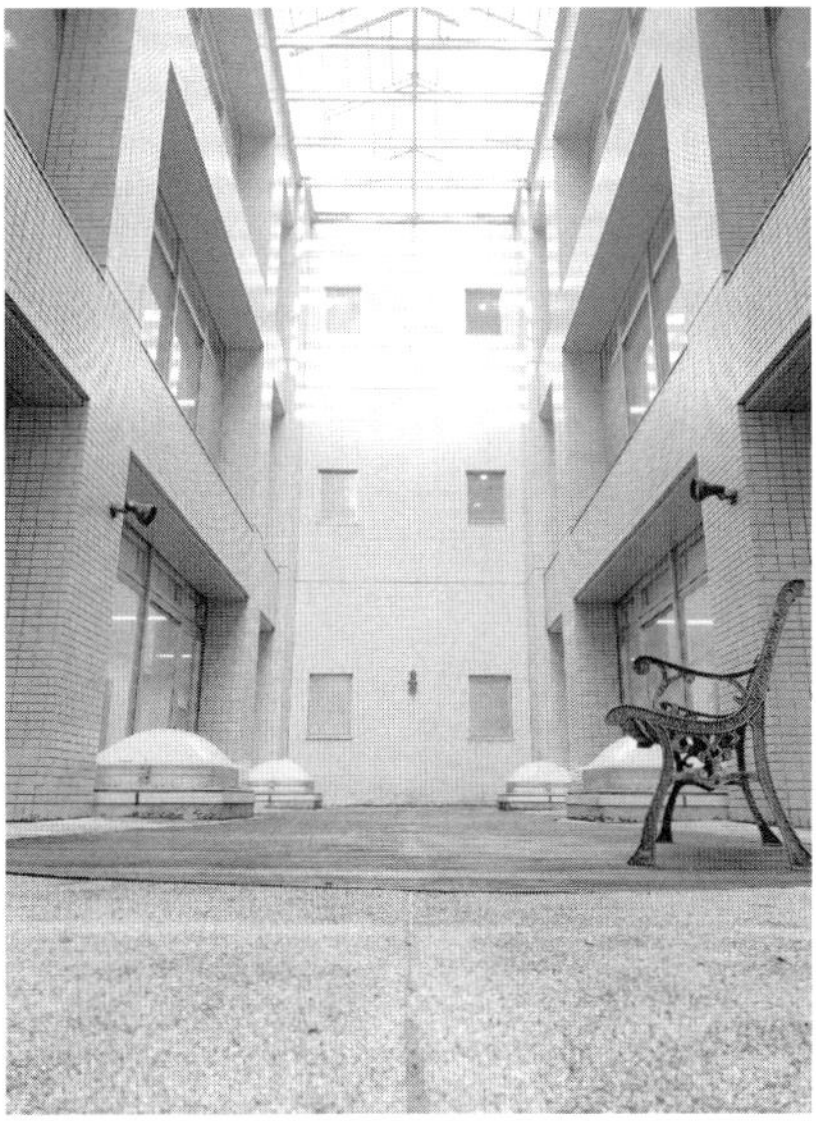
中央病棟にある中庭

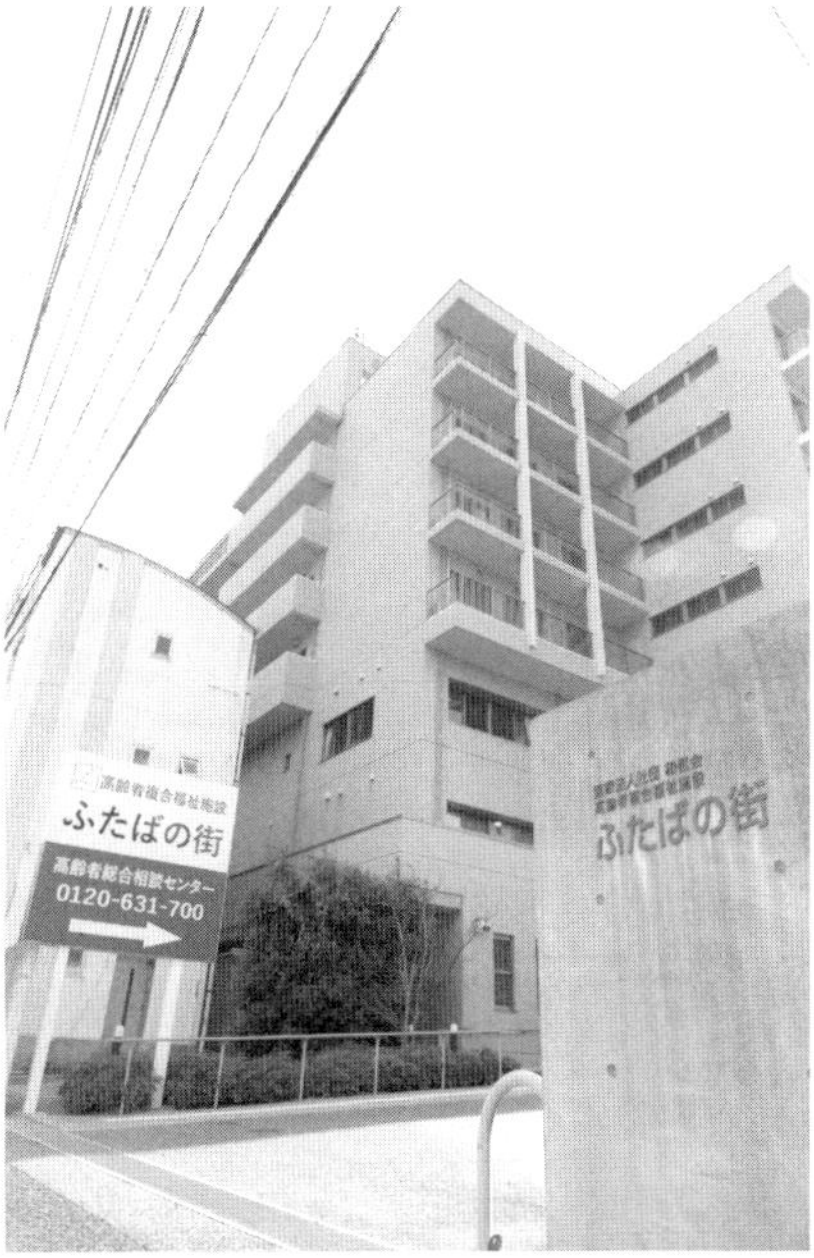

ふたばの街（高齢者複合福祉施設）

髙見 浩 院長（たかみ・ひろし）

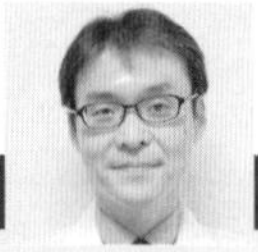

PROFILE

経歴	徳島県出身。1993年広島大学卒。広島大学病院、呉医療センター、広島市精神保健福祉センター、賀茂精神医療センターを経て、2009年ふたば病院副院長。2015年1月より現職。
資格・所属学会	日本精神神経学会専門医。日本老年精神医学会専門医。日本総合病院精神医学会一般病院連携精神医学専門医。日本精神科医学会認知症臨床専門医。認知症サポート医。精神保健指定医。精神保健判定医。医学博士

●院長からのメッセージ

抱えている病気だけではなく、それぞれの人が持っている健康な部分にも目を向けながら、どのような関わりがその人にとってより良いものになるかを一緒に考えていきたいと思っています。

小鶴 俊郎 副院長・認知症疾患医療センター長
（こづる・としろう）

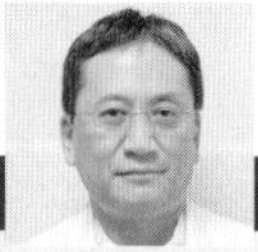

PROFILE

経歴	1994年広島大学医学部卒、同大学精神神経医科学教室入局。広島大学病院、広島市民病院、呉医療センター、賀茂精神医療センター、広島第一病院などを経て、2013年ふたば病院。現在、副院長・認知症疾患医療センター長。
資格・所属学会	日本精神神経学会専門医。日本老年精神医学会専門医。日本精神科医学会認知症臨床専門医。認知症サポート医。精神保健指定医。医学博士。

●副院長からのメッセージ

日々の臨床の中で、まだまだ戸惑うことも悩むことも多いのですが、患者さんとそのご家族の笑顔が少しでも増えるような医療や介護ができればと考えております。何かお困りのことがありましたら、お気軽にご相談ください。

新宮智子
（しんぐう・ともこ）

PROFILE

資格	精神保健指定医。認知症サポート医。

●医師からのメッセージ

皆さまのお役に立てるよう努力いたします。

今中章弘
（いまなか・あきひろ）

PROFILE

資　格	精神保健指定医。日本精神神経学会専門医。日本精神科医学会認知症臨床専門医。医学博士。
趣　味	読書、将棋、温泉旅行、城巡り、プロレス観戦
著　書	「困難をのりこえる技術」「人間にとって徳とは何か」「徒然なる心の旅路を楽しむ～人の心を癒す源流を求めて～」など

●医師からのメッセージ

認知症とうつ病の方を中心に患者さんとご家族に寄り添えるような診療を行っております。

福本拓治
（ふくもと・たくじ）

PROFILE

資　格	精神保健指定医。日本精神神経学会専門医。医学博士。

●医師からのメッセージ

認知症や精神疾患の方やご家族の気持ちを受けとめつつ、治療をご家族と一緒に考えながら、患者さんの日常生活を支える手助けができればと考えています。

渡邉隆之
（わたなべ・たかゆき）

PROFILE

資　格	精神保健指定医。日本精神神経学会専門医。ICD制度協議会認定Infection Control Doctor。日本化学療法学会抗菌化学療法認定医。医学博士。

●医師からのメッセージ

病院の基本理念である「和」のこころを「恒」に以っての精神に則り、多職種協働でその人らしい生活が送れるような援助を行ってまいりたいと思います。また、精神科の特殊性を考慮した院内感染対策を実施し、患者さんや職員が安心して過ごせる環境の提供をめざしています。

精神科・内科

三原市中之町

急性期から就労支援まで切れ目ない医療を提供

三原病院

小山田 孝裕 院長

特色

・科学的根拠に基づいたアプローチ
・多職種によるチーム医療の推進
・児童から高齢者まで幅広く対応

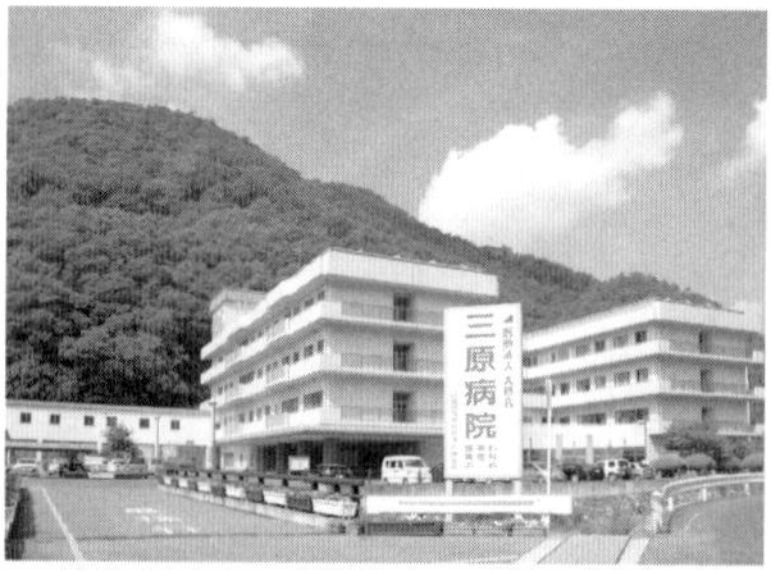

住　所　三原市中之町 6-31-1
TEL　0848-63-8877
HP　あり
駐車場　40 台

診療時間	月	火	水	木	金	土	日
9:00 ～ 12:00	○	○	○	○	○	○	休診

＊祝日は休診　＊原則予約制

病院の概要

●診療科目と領域

精神科の専門医療機関として405床の入院病棟を備え、県東部地区において児童思春期のこころの病から認知症などの老年期精神疾患まで幅広く診療しており、急性期治療から地域生活・就労支援まで切れ目なくサポートしている。

1996年に広島県救急医療施設（24時間体制で急性期患者に対応）、2010年に広島県東部認知症疾患医療センター、2018年に広島県第7次保健医療計画による拠点医療機関（広島県拠点／精神科救急、地域連携医療機関拠点／統合失調症・認知症・児童思春期・災害医療）、広島県アルコール専門医療機関などの指定を受けている。

●診療ポリシー

常に科学的根拠に基づいたアプローチと、先進の精神医療を取り入れ、患者や家族に安心してもらえる信頼性の高い病院づくりを進めている。また、医師・看護師・薬剤師ら多職種によるきめ細やかなチーム医療を提供している。

病院データ

沿革	1961 年三原神経科病院（精神科・神経科）開院、1976 年三原病院に名称変更
実績	外来患者数／約 1650 人 疾患別：気分障害／ 300 人、統合失調症／ 590 人、アルコール依存症／ 90 人、認知症／ 260 人など（以上、年間）
連携病院	広島大学病院、JA 尾道総合病院、尾道市民病院、福山医療センター、三原市医師会病院、三原赤十字病院、興生総合病院、三原城町病院、松尾内科病院、三菱三原病院、山田記念病院など

診療の特色・内容

●チーム医療による総合的なサポート

精神科の特色として、「医療だけでなく、リハビリテーション(以下、リハビリ)や地域生活支援を総合的にサポートしていく」との観点から、医師・看護師・公認心理師・精神保健福祉士・作業療法士などの各専門職種が集まり、患者の過去の生活歴、病歴、入院に至った理由などの情報を基に、各専門職種が定期的に集まって治療方針を協議・決定している(左写真)。診断に偏《かたよ》ることなく、その時々の症状に応じてスタッフ全員で考え、治療方針を修正していくことで解決策が生まれることも多いという。また随時、カンファレンスの開催やグループウェアの使用により、患者の状態などの情報を共有している。

●さまざまな疾患・病状に合わせた多彩な治療プログラム

同院では、以下のような活動・支援を行っている。

●作業療法

リハビリの一環として、日々の生活の中で行う、家事・仕事・遊び・人付き

診療科目	診療・検査内容
精神科	気分障害、不安障害、統合失調症、器質性精神障害、発達障害、アルコール依存症、認知症など
内科	一般内科疾患、生活習慣病など

合いなどすべての活動（作業）について、「人は作業をすることで元気になれる」という考えのもと、作業を用いながら「生活のしづらさ」が少なくなるよう、「その人らしく生きる」ことができるように支援している（P97、写真）。

●**心理療法**

5人の公認心理師が在籍。こころの悩みを抱えた患者や家族の気持ちが少しでも楽になるように、心理学的な理解と方法に基づいた支援を提供。同院では、何よりもそれぞれの患者や家族の持つ資質や個性を尊重した柔軟な支援ができるように努め、心理面接（カウンセリング）や心理検査などを行っている。

●**音楽療法**

音楽にはリラックス作用があり、心が穏やかになることで症状が軽減される。同院では、音楽の力を意図的に利用して心身の回復を促している（次ページ写真）。

●**回想法**

周囲が高齢者の人生史に敬意を払って耳を傾けることは、高齢者が自分の人生に誇りを持ち、自分自身を肯定的に受け容れること（自己受容）につながる。特に、認知症の患者が子ども時代の遊びや食べ物といった、昔の馴染みのあるテーマを皆で回想することは、創造的で生き生きとした時間となる。

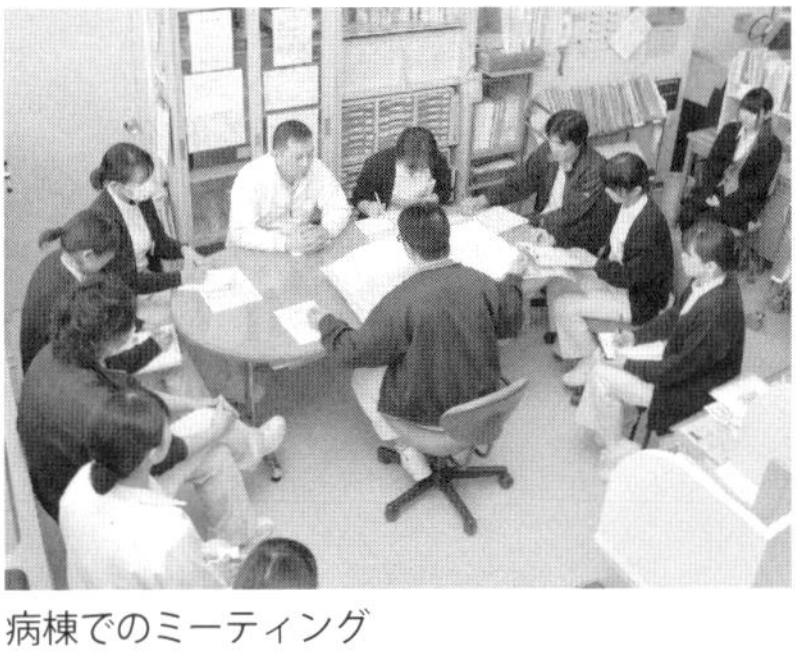
病棟でのミーティング

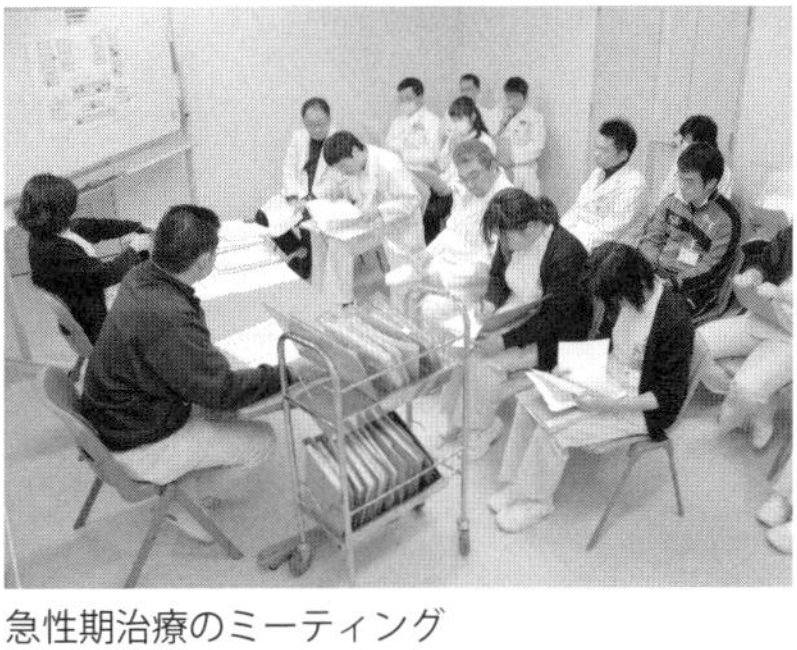
急性期治療のミーティング

●うつのグループセミナー

認知行動療法に基づいた、抑うつの軽減を目標としたグループ。比較的少人数で行われるため、丁寧にやりとりすることができる。

●アルコールリハビリプログラム・アルコール使用低減プログラム（アルドック）

国内では現在、アルコール依存症の人が107万人と推計されているが、専門治療を受けている人は約5万人程度。治療のスタートが遅れることで、重症化してしまう危険性も懸念されている。

同院では、入院して断酒治療を行う「アルコールリハビリテーションプログラム」と、2013年からは飲酒量の低減を目的にした「アルドック」と呼ばれる外来治療プログラムを提供。アルドックでは、各種検査（血液検査、頭部CT検査、心理検査など）と健康教室（精神保健福祉士・公認心理士・看護師などによる約60分×計5回のセッション）を行っている。

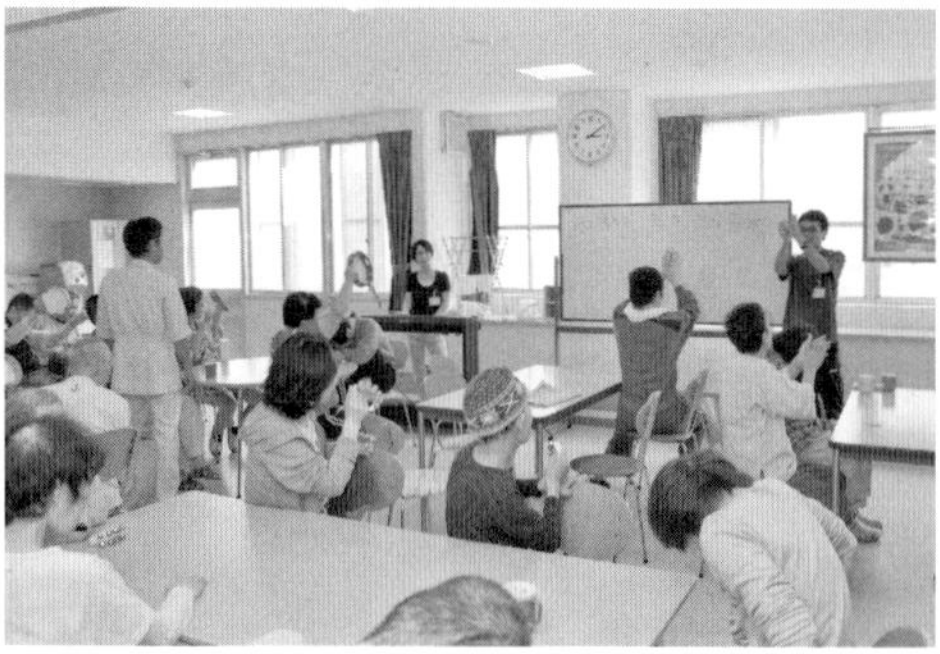

病棟での作業療法風景
（音楽活動を実施）

地域社会への移行支援

●訪問看護

家庭や地域の中で、より安定し充実した生活を送れるよう、看護師・精神保健福祉士・作業療法士が自宅まで訪問。患者一人ひとりに合わせた日常生活や療育のアドバイスを提供し、家族も含めた支援を行っている。

●精神科デイケア「グリーンフィールド」

病気の症状の緩和や社会活動への復帰を目的とした地域支援サービスとして、精神科デイケアを併設。①安心・安全の提供、②自由度の高い活動、③居場所づくり、④メンバーが主役、を基本目標に多彩なプログラムを用意している。

●認知症疾患医療センター・認知症初期集中支援チーム

2010年に広島県から指定を受け、①認知症に関する鑑別診断、②認知症の周辺症状と身体合併症に対する急性期治療、③専門医療相談、④地域関係者

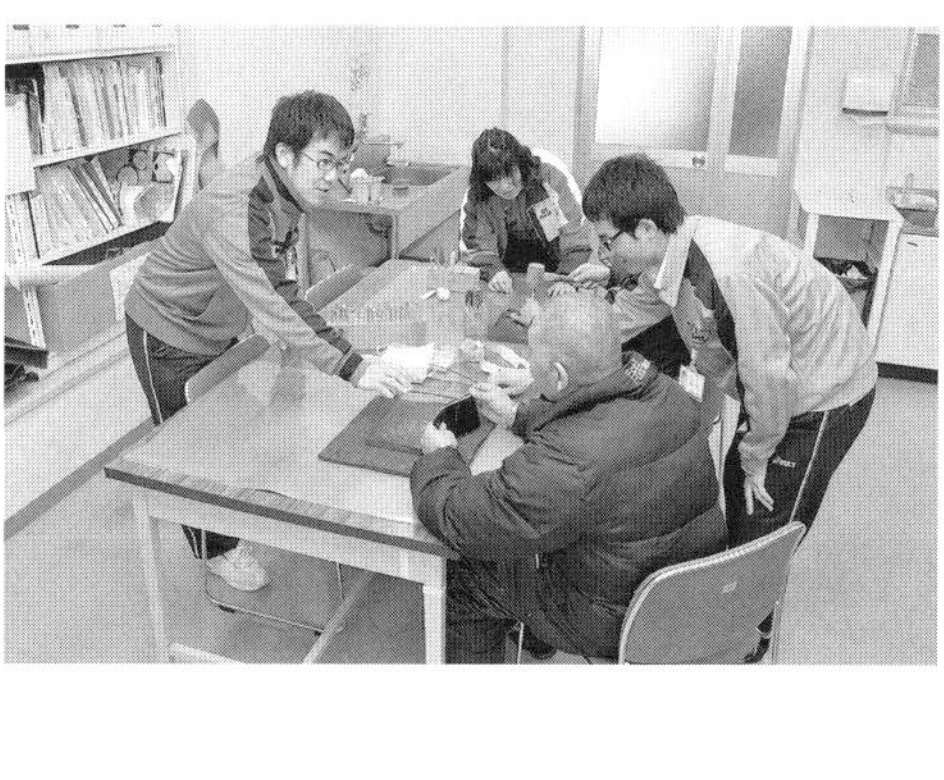

作業療法の様子
（革細工を製作）

への研修などを行い、認知症治療連携の中核的な役割を果たしている。

また、２０１６年には三原市から委託を受け、医師・作業療法士・看護師・介護福祉士等からなる認知症初期集中支援チームを設置。認知症が疑われる患者の自宅に訪問し、適切な医療機関の受診につなげたり、介護者の負担軽減や健康保持についてサポートするなど、認知症の早期診断・対応に向けて支援している。

●重度認知症デイケア・地域包括支援センター・居宅介護支援事業所

日常生活に支障をきたしている重度の認知症患者が対象のデイケアを提供し、患者の不安軽減やストレス発散を図り、在宅生活の支援を行っている。

また、高齢者の相談窓口として地域包括支援センター・居宅介護支援事業所を併設。介護保険に関する相談や介護予防、高齢者虐待への対応、成年後見制度の活用など高齢者の総合的な支援も行っている。

●障害者総合支援法における障害福祉サービス事業所

●相談支援事業所ヴァンベール（地域移行支援・地域定着支援・計画相談支援）

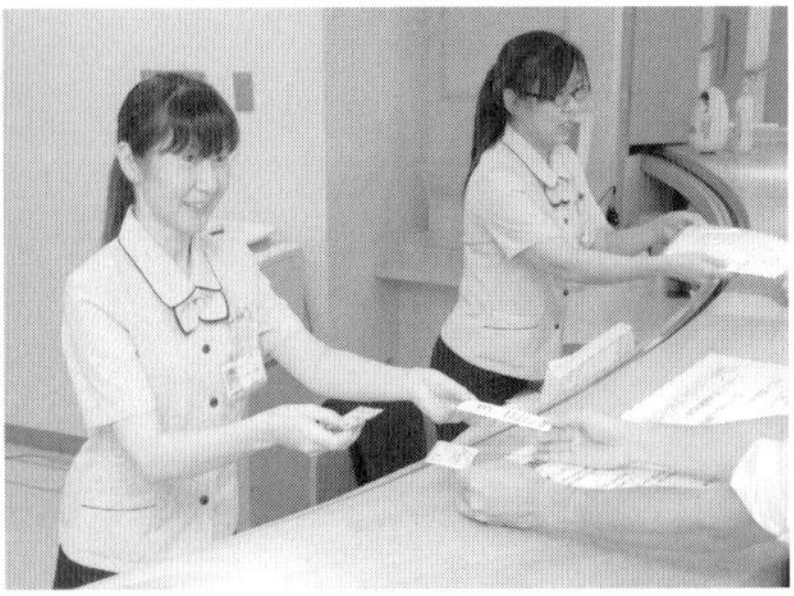

外来受付

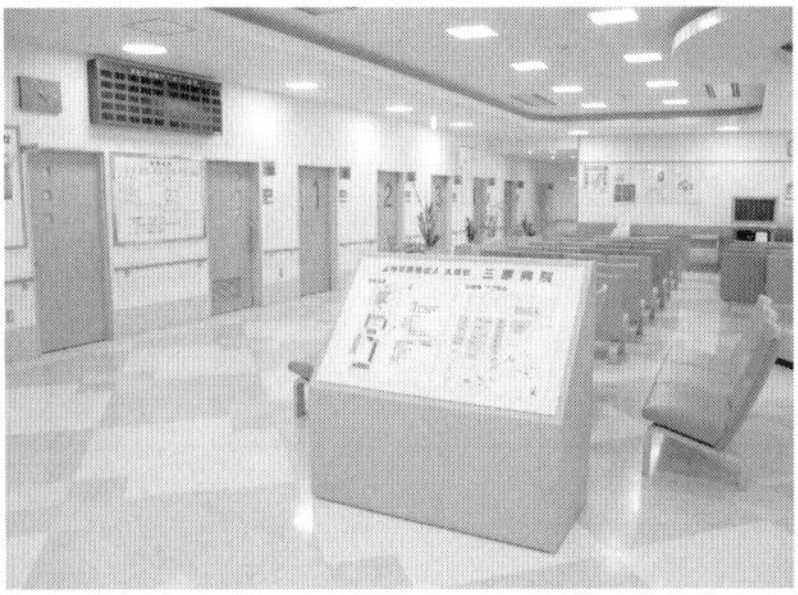

広々とした外来待合室

ヴァンベールでは、施設や病院で暮らしている方が地域生活へ移行するための重点的な支援（地域移行支援）と、地域に出た後、再入所や再入院することなく地域で安心して暮らし続けるための支援（地域定着支援）、自分らしく暮らしていくための支援（計画相談支援）を行っている。

●就労支援事業所わいわい工房（就労移行支援・就労継続支援B型・就労定着支援）

希望する企業へ就職できるようオーダーメイドの支援を中心に、トレーニングや就活、希望職種の開拓、定着支援までトータルにサポートを行っている。1993年の開設から20年以上にわたって蓄積された実績や、企業とのつながり・信頼を基に就労移行支援を行っており、さまざまな働き方を提供する。

●生活訓練事業所あいあい寮（宿泊型自立訓練・自立訓練（生活訓練）・短期入所〈ショートステイ〉）

地域で生活するための訓練の場所として宿泊型自立訓練事業所（あいあい寮）、福祉ホーム（あすなろ荘）を併設。将来的な生活目標に沿って、具体的に自立生活を築くための訓練を行う。

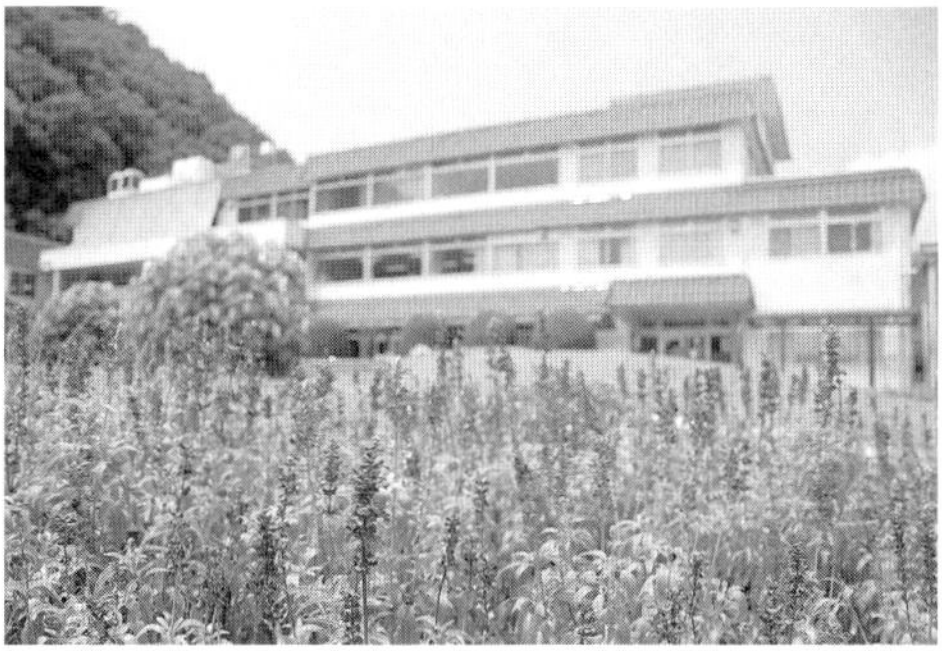

豊かな四季を感じられる周辺の環境

病院理念

科学
Science

共感
Sympathy

自立
Independence

心の豊かさや個別性が医療に求められている現代社会において、私達病院スタッフは、科学的根拠に基づいた先進の精神医療を取り入れ、大いなる慈しみの心で患者様に共感し、患者様やご家族に安心していただける信頼性の高い病院づくりを目指します。

開放的で自由な、のびのびとした環境を提供し、専門性と責任を持った態度で、患者様の自立や飛躍を支援することをスタッフの喜びといたします。

同院の初診者診断名

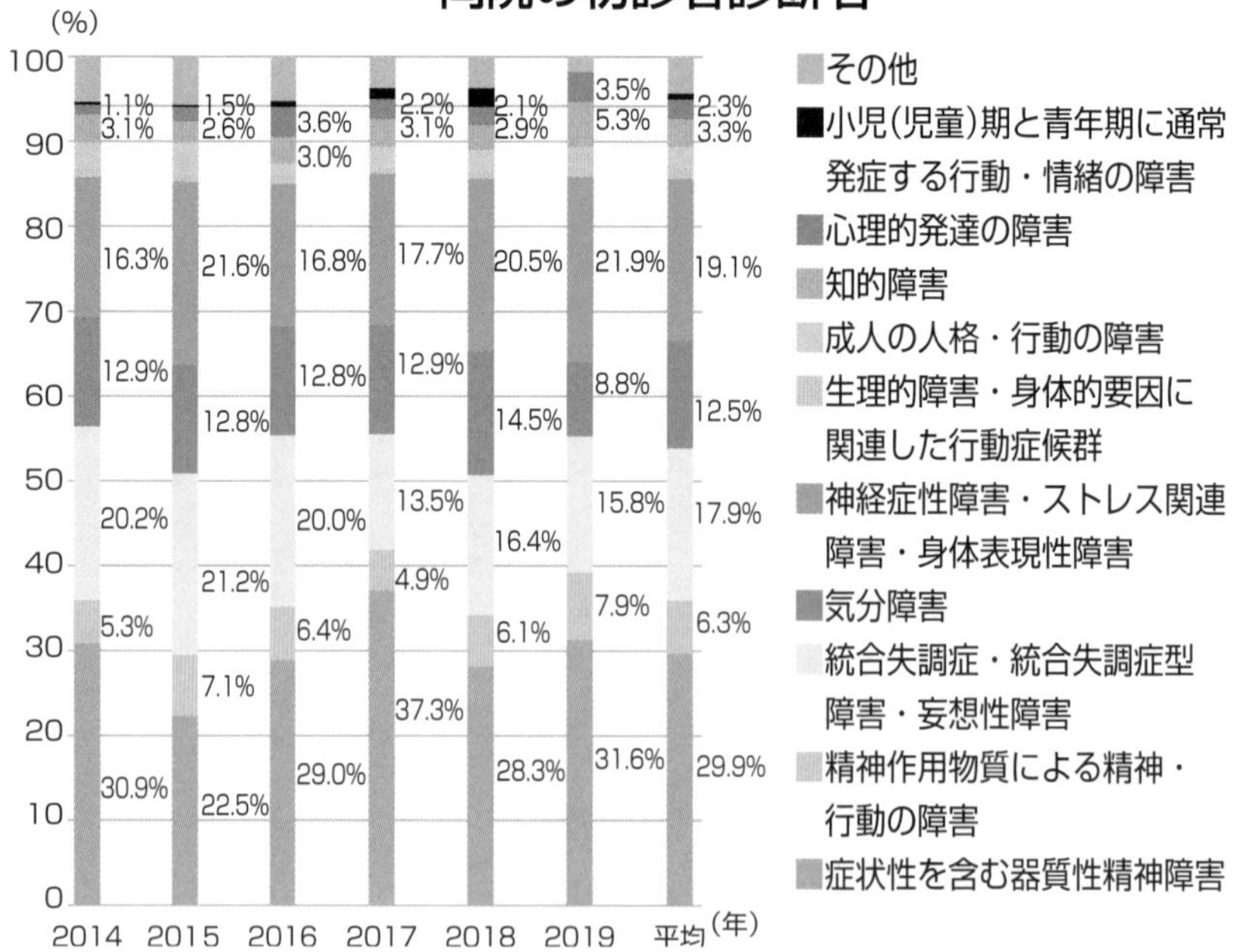

小山田 孝裕 院長
（おやまだ・たかひろ）

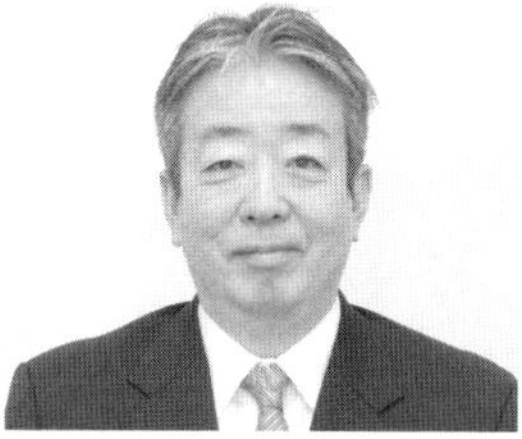

PROFILE

経　　歴	1967年福岡県生まれ。1993年広島大学医学部卒。1998年広島大学医学部大学院修了。三原病院、安芸太田病院を経て、2008年三原病院副院長就任。2013年より現職。
資格・所属学会	日本精神神経学会。日本神経精神薬理学会。広島大学医学部臨床教授。日本医師会認定産業医。
趣味・家族	図書館巡り、サイクリング、ビリヤード、音楽鑑賞 妻と2人の子ども
モットー	成功体験を積み重ねていく

●院長の横顔

両親が教師で子どもの頃は教師をめざしていたが、両親に勧められるがまま医療の道を志す。医師になってからも「後進の育成がしたい」という熱意は変わらず、大学や医療機関と連携し研修医を多数受け入れている。

図書館巡りが好きで、出張や旅行でも足を延ばす。最近のお気に入りは国立国会図書館とボストン公共図書館。しまなみ海道をサイクリングしたり、ビリヤードなどの趣味を満喫している。健康のため、20年間自転車通勤を継続中。

●院長からのメッセージ

身体疾患と同様に、精神疾患も早期発見・早期治療が重要です。しかし、認知症をはじめとする多くの精神疾患は、病状が重症化するほど病気に対する自覚がなく受診が遅れがちです。また、認知症者を抱える多くの家族が「認知症ではなく、歳のせいではないか」と病気を否認することも対応が遅れる一因です。

当院では、地域での啓発活動を積極的に行い、行政や他の医療機関、地域の人たちと連携を緊密にし、精神疾患の早期治療ができる環境づくりを心がけています。こころの問題でお悩みの方は、どうぞお気軽にご相談下さい。

精神科・神経内科・内科・リハビリテーション科

山県郡北広島町

認知症の治療とケアのスペシャリスト

千代田病院

瀬川 芳久 院長
瀬川 昌弘 副院長

特色

・専門性を生かした質の高い認知症医療で県北の中核を担う
・認知症リハビリテーションに独自のメニューを考案
・患者の尊厳を守り家族にも寄り添う医療を展開

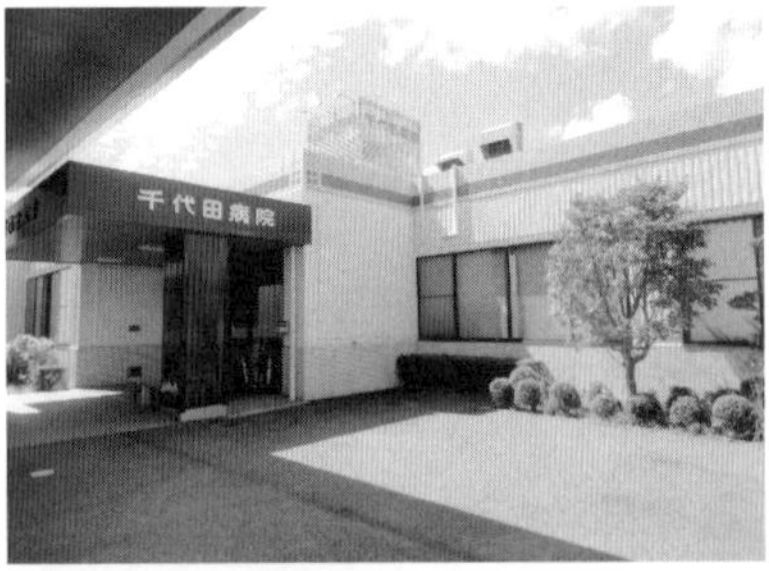

住　所　山県郡北広島町今田 3860 番地
ＴＥＬ　0826-72-6511
ＨＰ　あり
駐車場　15 台

診療時間	月	火	水	木	金	土	日
9：00 ～ 12：30	○	○	○	○	○	○	休診
14：30 ～ 17：30	○	予約	○	休診	○	休診	休診

＊祝日は休診
＊受付時間／ 8:30 ～ 11:30（午前分）、8:30 ～ 17:00（午後分）

病院の概要

●診療科目と領域

認知症やそれに伴う精神症状、老年期精神障害を中心に、うつ病、不安障害、心《しん》気《き》症《しょう》、統合失調症など幅広い年齢層の精神疾患を診療。3つの病棟を備え、重度認知症や高齢で身体合併症を持つ精神疾患の入院治療も行っている。東洋医学専門医でもある院長は漢方治療にも精通し、西洋医学では改善が難しい症状を治療。県から認知症疾患医療センター（副院長が主任センター長）に指定されており、認知症診断や薬物治療、家族対応や支援、相談に応じている。

●診療ポリシー

基本理念は、「患者さんの人間性を尊重した医療を行う」こと。「認知症だからとあきらめず、本人のプライドを尊重し、残存機能をいかに強化していくかを大事にしています。単に薬などで症状を抑えこむのではなく、自由に動いてもらいながら、その人の持つ潜在的な能力までも引き出せるような関わりをめざしています」

病院データ

沿革	1990 年開設
実績	外来患者数／約 5300 人（年間） 病床利用率／ 76.0%
連携病院	広島大学病院、安佐市民病院、吉田総合病院、 サカ緑井病院など

認知症の外来診療

●鑑別診断に基づき、適切な薬剤を処方する

認知症は、①アルツハイマー型（脳の神経細胞や脳細胞同士のネットワークが減少／約6割程度）、②脳血管性（脳内の血流が滞《とどこお》って神経細胞やネットワークの一部が壊死することで起こる／約2割程度）、③レビー小体《しょうたい》型（パーキンソン病によく似た身体のこわばりや歩行困難、幻視が起こりやすい／約1割程度）、④前頭側頭型《ぜんとうそくとう》（脳の前頭葉と側頭葉が特徴的に萎縮《いしゅく》／1割未満）の主に4つのタイプに大別される。

初診では、問診のほかに脳の画像検査、認知機能検査（聞き取りや筆記など）、神経症状（手足の震《ふる》え・こわばり・麻痺《まひ》など）について確認し、内科疾患の有無も併せて鑑別診断を行う。

治療は、初期～中期にかけては、症状の進行を遅らせる抗認知症薬の服用が基本となる。現在使える薬は4種類あり、認知症のタイプと精神症状によって選択するが、副院長は「複数の認知症タイプを合併していることもあり、しっかり病状を見極める必要があります。アルツハイマー型に脳血管性が合併して

診療科目	診療・検査内容
精神科・神経内科	認知症、認知症に伴う精神症状、うつ病、不安障害、心気症、統合失調症など
内科	生活習慣病、一般内科疾患、漢方医療など
リハビリテーション科	認知症をはじめとする老年期精神障害の入院患者を対象とした作業療法、理学療法、生活機能訓練など

いるケースは比較的多いです。血流が悪いと抗認知症薬だけでは効果が出にくく、抗血小板薬《けっしょうばん》の併用を患者さんに説明しています。薬はシンプルな処方が一番ですが、適量を組み合わせることで改善率が高まることをよく経験します」と語る。

副院長は、これまで培ってきた臨床経験と、大学院時代に得た薬理学の知見や文献も参考にしながら、慎重に治療法を選択。「興奮などの精神症状が強い患者さんには、抗精神病薬を処方します。抗精神病薬にはマイナスのイメージが付きまといますが、高齢者には薬種を選んで微量を飲んでいただくことで、ご家族も驚くような穏やかさを取り戻すことがあります」

実は、抗認知症薬にも副作用がある。消化管症状（吐き気や便秘など）が主だが、怒りっぽくなるなど、逆に精神症状を悪化させることがある。専門的な知識と経験があれば対処可能だが、他院にかかりつけの患者でこうした症状が出現し「急におかしくなった」と相談されることも。このような場合には、抗認知症薬を中止して症状が改善することが多い。効果的な薬の使い方には、高い専門性と知識や経験が要求される。

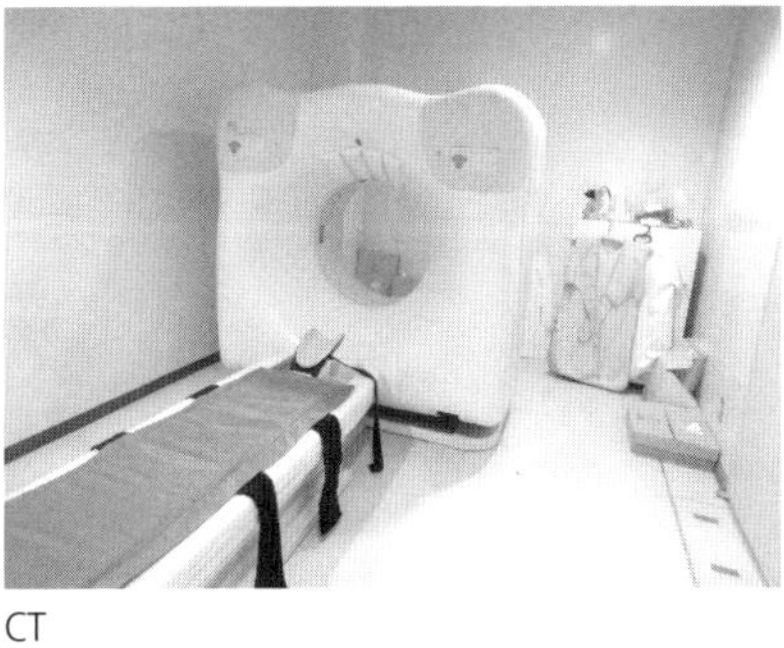

CT

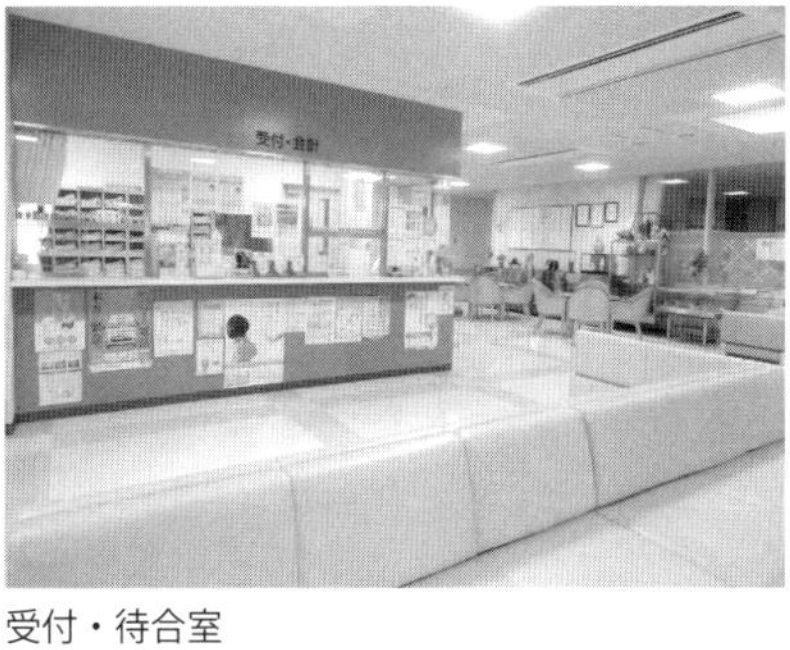

受付・待合室

認知症の入院治療

●重度の認知症患者に入院治療で万全を図る

認知症の治療病棟は96床あり、急性期の重度認知症患者の治療に重点を置いている。入院または外来治療の選択は、患者や家族のニーズに合わせて行っており、症状が重度になって初めて来院する患者も多く、薬物調整のために外来を希望しても入院治療を病院側から依頼することも多い。

「できれば家族関係に亀裂が入る前にご相談いただきたいのですが、ご家族も一生懸命介護されている場合がほとんどです。患者さんを入院させる心苦しさを感じられる方が多いので、こちらからお願いすることでご家族の危機回避も目的としています」。入院では、薬の見直しも3～4日ごとに行うことが可能で、外来では処方しにくい薬も入院環境ではリスク管理面でメリットは高い。

●人間性を尊重し、視線を合わせた看護介護に尽力

認知症では、精神症状のためじっとできずに動き回る患者も多く、周りのスタッフが十分に注意するにも関わらず転倒して骨折する場合がある。その際は、

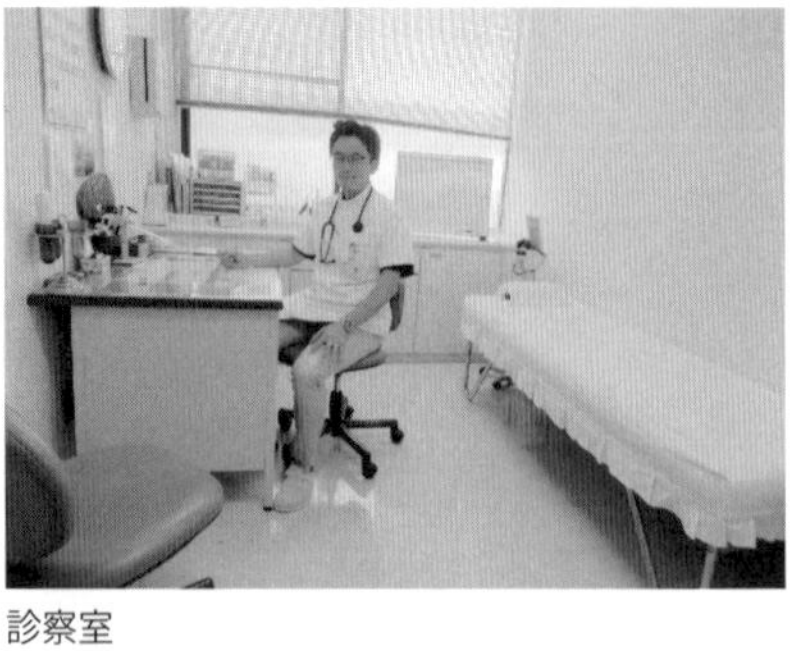

診察室

整形外科で手術を受けることになるが、「術後の不穏」「認知機能低下で安静が守られない」「リハビリを理解してもらえない」などの理由で、一般病院の入院継続が難しい場合が多い。そのため、同院では術後早期に転院を受け入れ、重度認知症患者の対応に経験豊富な理学療法士がリハビリを行っている。

精神科では法律上、症状の激しい患者には身体的拘束《こうそく》や隔離が認められているが、高齢患者には精神的身体的に大きい影響が出る可能性があるため、同院ではできる限り行わずに環境調整に傾注している。これは、勤務医だった頃の院長が精神疾患が現在のように理解が得られていない時代に、在宅の精神疾患患者が虐待を受けていたり、納屋に閉じ込められたりしていた現状を目の当たりにし、つらい思いを抱いた経験が基になっている。

そのため、簡単容易なことではないと認識しつつも、「患者さんの人間性を尊重し、病棟で自由に動きながら元気になってもらいたい」という院長の思いに共鳴するスタッフがお互いの信頼関係に基づく協力体制のもと、多職種チームを形成して全力で患者各々と向き合っている。

「当院では、患者さんと視線の高さを合わせて看護介護する〝ユマニチュード〟を基本としています」。こうした接し方により、患者からも素直な反応が得られる。例えば、トイレの概念がわからず失敗が多い場合は、スタッフが安

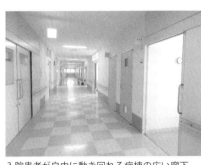

入院患者が自由に動き回れる病棟の広い廊下

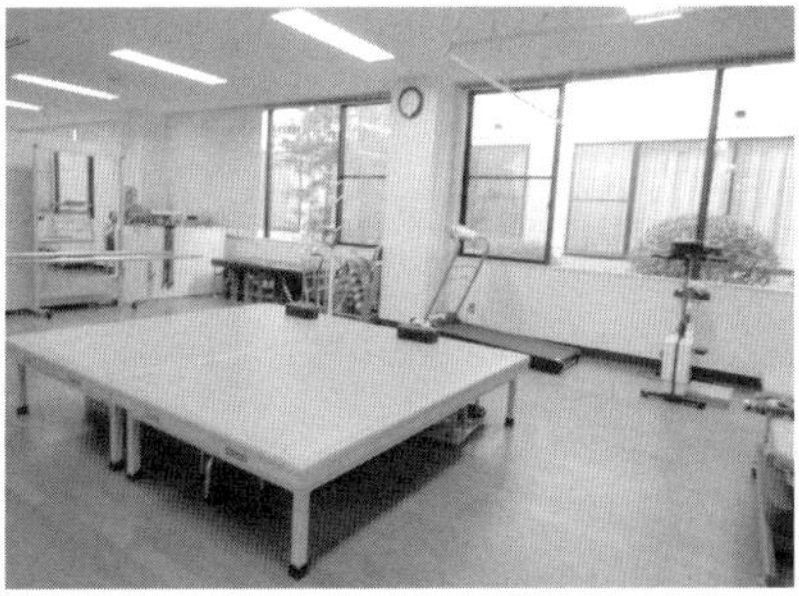
生活機能回復訓練室

心を引き出す表情や声かけを、便意尿意のタイミングを見て行うことで、スムーズにトイレに誘導することができるようになるという。

●幸せで温かな「看取り」をめざして

急性期の患者は、2～3か月で症状が落ち着き退院可能となるが、「退院先の多くは自宅ではなく、グループホームや特別養護老人ホームなどの施設です。自宅ですと、トイレや食事などに四六時中、家族のケアが必要になり、患者さんの状態も治療前に戻ってしまうことが多いのです。しかし、施設の入居には時間がかかり、自宅待機では患者さんもご家族も困るため、それまで何とか当院にいられるように計らっています」

同院では看取りにも注力している。「患者さんの心理的ケアはもちろんですが、看取りを受け入れる過程のご家族へのケア、看取り後のエンゼルケア・エンゼルメイクも丁寧に行うよう心がけています。看取った後のご家族のケアも少なくなく、ご家族がときに病院においでになるのですが、故人との思い出を聞かせていただき、こちらは病棟での様子をお話しさせていただき、大変だったこと以上に、うれしかったことを共有させていただくようにしています」

重度認知症や超高齢者となると、積極的な高度医療を〝行わない〟という選

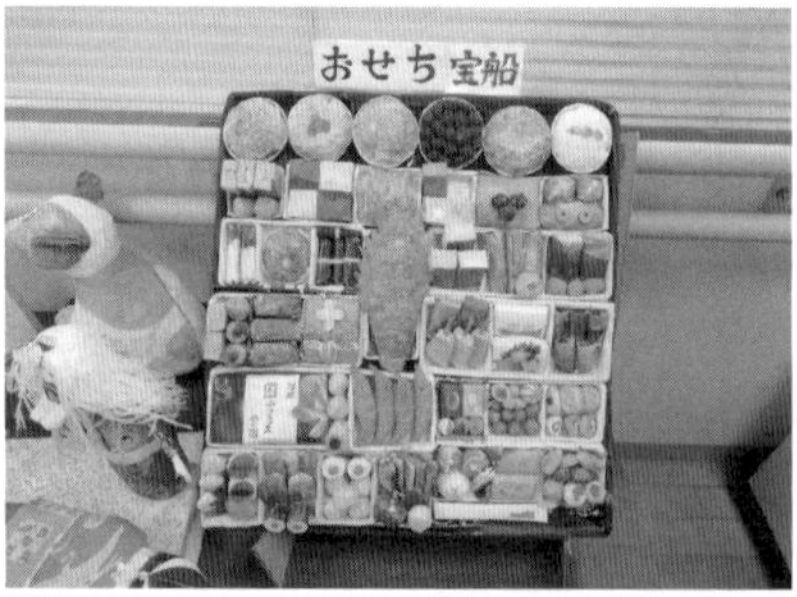

認知症リハビリで見事な作品を制作

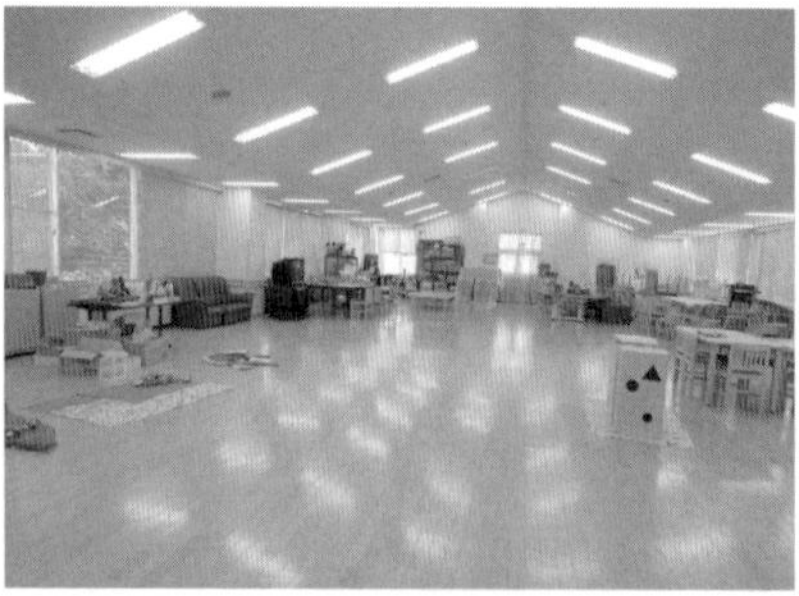

コンサートもできる広い精神科作業療法室

択肢も出てくる。「本人やご家族が延命を希望されない場合もありますが、なので"何もしない"のが医療とは考えておらず、患者さんの苦痛を最小限にする治療は必要と思います。良い看取りとは何であるかを日々模索しています」

●独自のリハビリメニューや食の工夫で患者が元気に

同院では、入院患者へのリハビリにも注力している。認知症患者に対しては、作品制作や手芸、音楽会などの集団作業療法や、個別に行う作業療法・理学療法により、認知に関する残存機能を高め、自力で歩ける・動けるなどの身体機能の維持もめざす、認知症リハビリを行っている（下写真）。

近年まで、こうしたリハビリは作業療法に重点が置かれていたが、院長は、同院開設時から身体機能に関するリハビリの必要性を感じて理学療法士を配置してきた。「当時は異例でしたが、院長の長年の取り組みがここにきてようやく、国からも必要だと認められたことは喜ばしく、大きな意義があります」と話す副院長は、患者の入院時に多職種のスタッフと協議を重ね、患者各々に合う個別のリハビリメニューを立案している。

その一つである園芸療法は、作業療法士が中心となって、患者が院内の広い中庭で作物を育てて収穫するというもの。土地柄農業経験のある患者が多く、

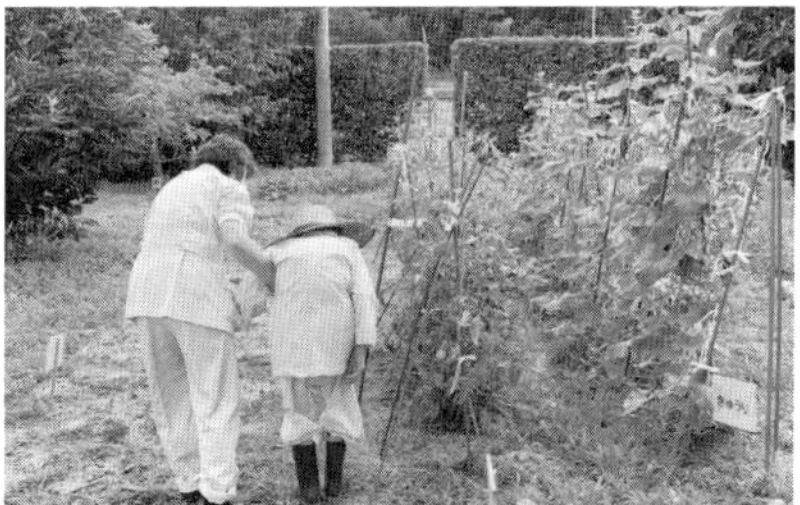

認知症リハビリの一つ「園芸療法」／作業療法士が中心となり、患者と作物を育てる

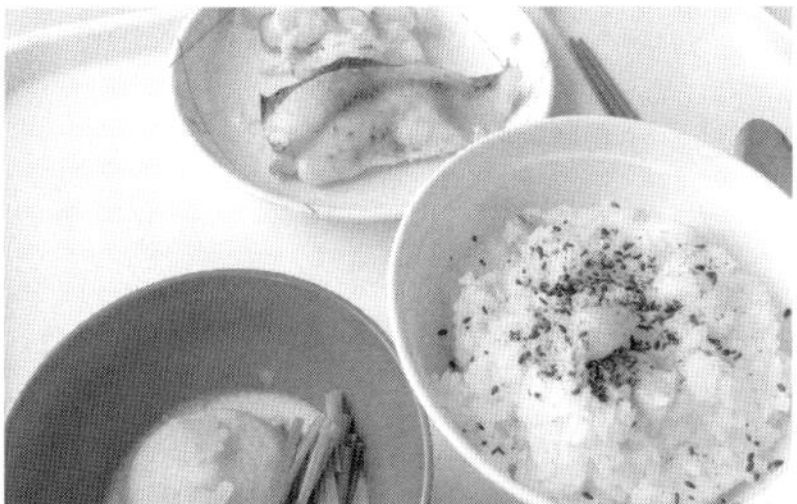

季節感あふれる病院食（栗ご飯、お月見椀、銀ヒラスの柚子みそ焼き）

畑を見るとイキイキと野菜の世話をし、薬に頼らない病状の安定につながっている。収穫した無農薬野菜は、地元産の食材と共に患者や職員の給食に使われる。「残念ながら、野菜を世話した記憶はすぐなくなりますが、その瞬間に喜んだという感情は残るものです。それが精神的な安定につながるのでしょう」

旬を感じることができ、患者や検食する医師らにも評判の良い給食は、病院職員である調理師や管理栄養士が熱意を持って調理している（前ページ左写真）。嚥下《えんげ》が困難な患者には刻み食やミキサー食を用意するが、それらも彩りがきれいで味が良いことが必要であると考え、また、その患者だけの食事や器を用意することもある。こうした地道な努力が実を結び、他院で食事を拒否していた患者が同院で食べられるようになった例や、病的に口がすぼむ患者のために食べ物を口に入れやすい形状の食器を探した結果、食べられるようになった例もある。

副院長は、自ら患者の食事を介助することもある。「普段、スタッフにお願いしていることを自分がやってみることで、問題点や解決策が見えることもあります。食べることは人間の根源的なことですし、入院患者さんにはここの食事がすべてですので、おいしく食べて元気になってもらいたいです」

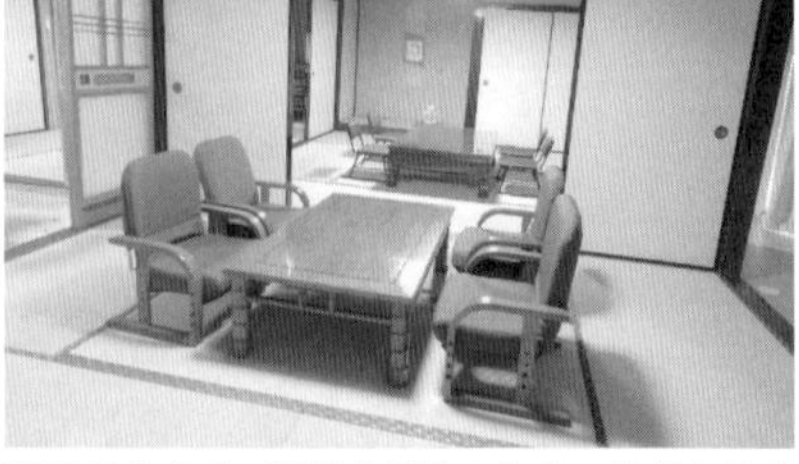

副院長主宰で、認知症予防のための情報交換や医学的な悩み相談が行われ、地域の人々の集いの場となっている

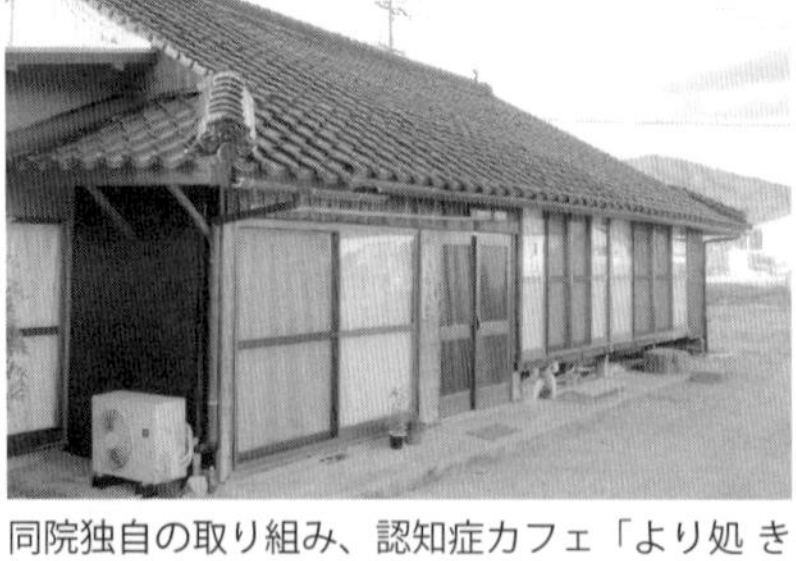

同院独自の取り組み、認知症カフェ「より処 きやんせ」（同右）

瀬川 芳久 院長
（せがわ・よしひさ）

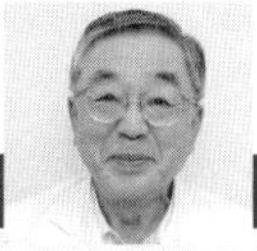

PROFILE

経歴	1945年旧満洲吉林省公主嶺生まれ。戦後まもなく鹿児島市へ移り住み、1971年広島大学医学部卒。広島大学医学部附属病院、広島鉄道病院を経て、1990年千代田病院開業。医療法人社団せがわ会理事長。千代田病院院長。広島県精神科病院協会副会長。
資格・所属学会	日本精神神経学会専門医・指導医。精神保健指定医。日本東洋医学会専門医。
趣味	園芸（小さな耕運機を使って野菜作り。農家レベルの腕前を持つ）
モットー	「生涯現役」「和敬静寂」

●院長からのメッセージ

患者さんと常に笑顔で接し、同じ目線で話したいと思います。そうして信頼してもらい､心を許して何でも話してもらえたらと思います。初めての患者さんでも、安心して「先生、またね」と帰っていただくのが一番うれしいです。

瀬川 昌弘 副院長
（せがわ・まさひろ）

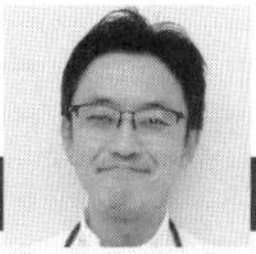

PROFILE

経歴	1978年広島市生まれ。2005年三重大学医学部卒。広島大学病院（研修医）、三原病院、広島大学大学院、広島大学病院（同大学院医歯薬保健学研究院特任助教併任）を経て、2016年千代田病院精神科部長。2018年より現職。広島県北部・安芸・認知症疾患医療センター主任センター長兼務。
資格・所属学会	日本精神神経学会専門医・指導医。精神保健指定医。日本精神科医学会認知症臨床専門医。医学博士。
趣味	サボテン・多肉植物の栽培育成。家庭菜園
モットー	「一華開五葉結果自然成」（禅語） （苦労を重ねても、最後はおいしい実ができれば、結果良いのかなと思います）

●副院長からのメッセージ

認知症に限りませんが、治らない病気だからとあきらめないでください。何らかの手立てはきっと見つかるはずです。相談することで、新たに見えてくるものもあります。結果、自然に笑顔が増えることを望んでいます。

パート3

クリニック編

──頼れるかかりつけ医・10施設

精神科

広島市中区

うつ病治療に豊富な知識と経験値

佐々木メンタルクリニック

佐々木 高伸 院長

特色

・うつ病・躁《そう》うつ病治療に医療関係者からも絶大な信頼
・就労者の復職に効果的なリハビリを実施
・老年期のうつ病治療で認知症も予防

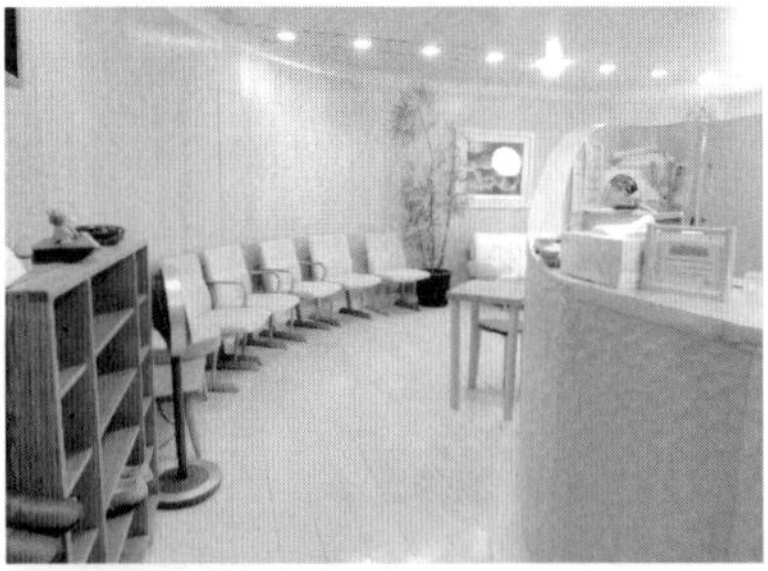

住　所　広島市中区本通 7-29
　　　　アイビービル 7F
T E L　082-249-5505
H　 P　なし
駐車場　なし（周辺の有料駐車場をご利用ください）

診療時間	月	火	水	木	金	土	日
9：30 ～ 13：00	○	○	○	休診	○	○	休診
15：30 ～ 18：00	○	○	○	休診	○	休診	休診

＊祝日は休診　＊予約制

クリニックの概要

●診療科目と領域

気分障害や適応障害、不安障害などを中心に、さまざまな精神疾患の診療を行っている。広島市中心部という立地に加え、土曜や平日17時の退社後にも受診可能なため、近隣で就労している中高年の患者が圧倒的に多い。ほとんどが会社の産業医や身体科のかかりつけ医からの紹介だが、口コミで県内全域から患者が訪れる。受診しやすいように目立つ看板は敢えて設置していない。

●診療ポリシー

「診療では患者さんのライフヒストリーを把握することがとても大切です」と話す佐々木院長は、初診で患者の話をしっかり聞くことを心がけている。まず、患者が困っていること（主訴）を尋ね、次に人間関係や家族関係、さらに成育歴や教育歴、職歴などを聞いて、患者の行動様式を理解するよう努めている。「これが精神科の本質だと思います。広島市民病院時代は忙し過ぎて時間が取れませんでしたが、開業してやっと実践できるようになりました」

クリニックデータ

沿革	2007年開院
実績	外来患者数／40～50人、初診／1～2人（日） 延べ患者総数／約3700人
連携病院	広島市民病院、草津病院など

診療の特色・内容

●うつ病を「こころの生活習慣病」ととらえて治療に尽力

うつ病では、まず重症度を診断する。自殺を具体的に考えたり、未遂があったりする場合は重度で、連携病院への入院も考慮する。生活のリズムが壊れていれば中等度と診断。軽度と同様に、薬物療法と精神療法の両輪で治療を行う。薬については以前よりも安全で有効性の高いものが出ているが、効果が出るまでにはある程度の時間がかかる。「うつ病は〝こころの生活習慣病〟です。その人の性格やものの考え方、行動の仕方などが絡んで発症しますので、生き方の軌道《きどう》修正のための生活指導も行います」

うつ状態が高度な場合、思考にバイアス（偏《かたよ》り）が見られネガティブ思考になるため、アドバイスが逆効果を招くこともある。「まずは薬で改善してから精神療法を行いますが、そのタイミングを見極めることが大切です。精神療法では、受容の姿勢でまず話をお聞きし、適切なタイミングでアドバイスを行って、患者さんが自分の思考や行動の癖《くせ》に気付いてもらうようにします」

「治療のゴールとして、思考や行動が修正できたら、治療を卒業（終結）し

診療科目	診療・検査内容
精神科	気分障害（うつ病、躁うつ病）、適応障害、不安障害、統合失調症
心療内科	心身症（発症や経過に心理社会的ストレスの影響のある頭痛、過敏性腸症候群など）

て2～3か月後にフォローをした後は、自分でコントロールしてもらいます」
躁《そう》うつ病には気分安定薬を用いるが、副作用があるため適切に使うためには熟練が必要だという。「精神療法も、躁状態のコントロールのためにブレーキをかけることも必要になり、患者さんの意に反することも言わないといけないので、それが言える信頼関係を築かなければなりません」

●復職する就労者のため「リワークプログラム」を実施

精神疾患で休業する就労者が増えているが、治療を終えて復職する際にはタイミングが重要となる。「頭の中で考えていることと実際にできることに乖離《かいり》があるため、リハビリが必要です」。同院長は、1週間ごとに立てた目標をクリアしていく「リワークプログラム」を考案し、多くの患者を復職に導いている。まず、模擬的に通勤してクリアできれば、図書館を半日利用して何か目的を持って過ごすなど、模擬的な仕事の体験をする。治っていなければ通勤途中で不安になったりするが、2つがクリアできれば復職が可能となる。

大企業では、産業医が社内リハビリのフォーマットを作成し、「半日→6時間→8時間」と、徐々に勤務時間を延ばしていく。「就労者の精神疾患は誰でもかかる可能性があり、企業にとっても由々しき問題です。昔とは違い、現在

全国地方公務員の主な疾病分類別の長期病休者率の推移（10万人率）

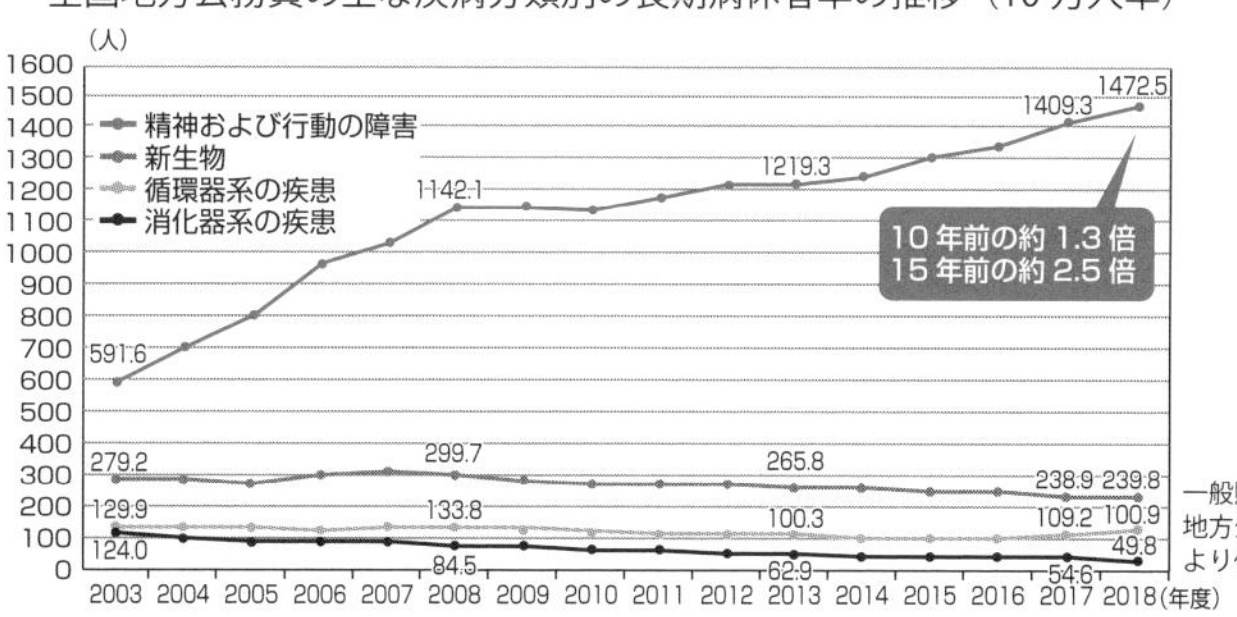

一般財団法人
地方公務員安全衛生推進協会
より作図

では、治療しながらできる範囲で仕事をしてもらうという認識が高いようです」

●老年期の認知症予防や適応障害・不安障害の治療に尽力

老年期のうつ病では、歳をとることそのものへの不安や焦燥感《しょうそうかん》が強い。社会的地位や健康、身体的能力など、さまざまなものを失うという喪失体験が誘因となって発症し、それが受け入れられない患者が多い。治療では、薬と精神療法で衰えを受け入れられるように認知の修正を図っていく。「うつ病を繰り返すと認知症発症のリスクが高くなるため、それを防ぐためにもうつ病の治療は大切です」

適応障害は、端的にいえば軽いうつ病の状態で、ある特定の状況や出来事がとてもつらく耐えがたく感じられ、そのために憂うつな気分や不安感が強くなったり、欠勤や普段しないようなミスをするなど行動面に症状が現れる。治療では薬を使うこともあるが、環境を変えることが一番大切で、勤務先の産業医との連携が可能なら具体的な提案も行っている。不安障害の中で多いのはパニック障害。不安を惹起《じゃっき》する脳の扁桃体《へんとうたい》が過剰に反応するために起こるが、適切な薬物療法によりその反応を抑制し、不安から逃げない行動を手助けしている。

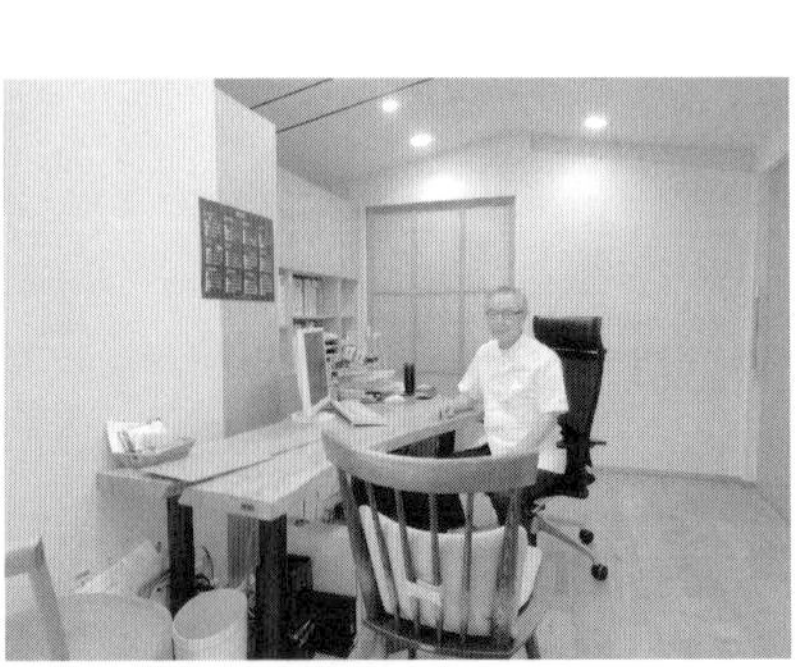
落ち着いた雰囲気の診察室

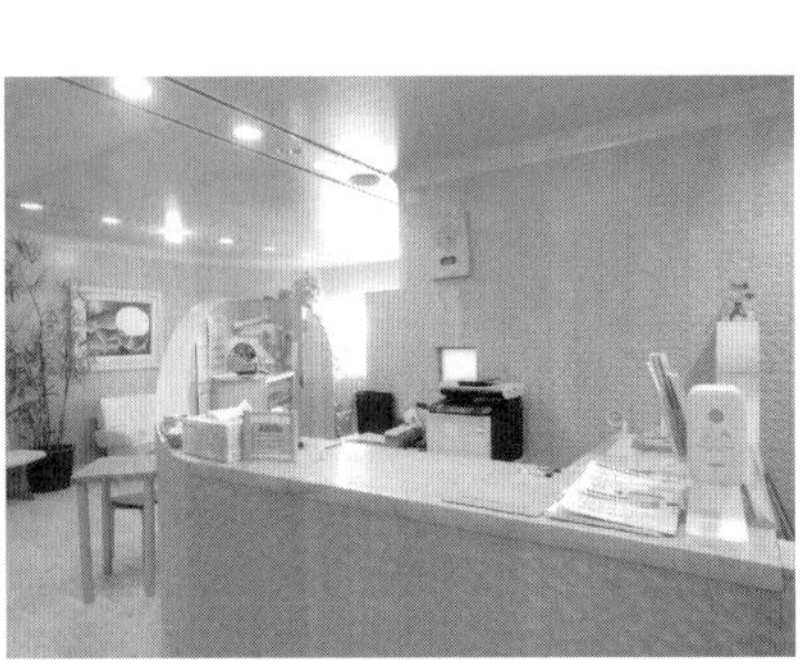
受付

佐々木 高伸 院長
（ささき・たかのぶ）

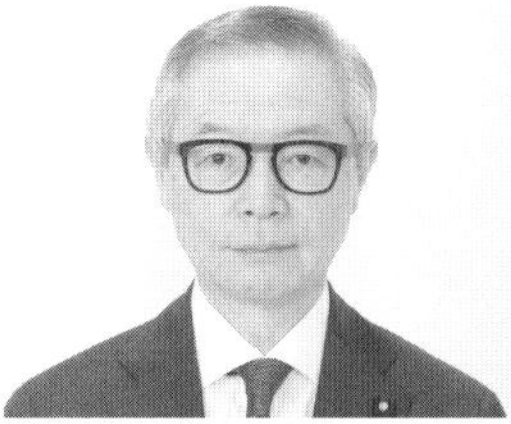

PROFILE

経　　歴	1948年安芸郡熊野町生まれ。1966年広島学院高等学校卒。1973年岡山大学医学部卒。1983年医学博士。広島市民病院精神科（主任部長）、広島大学医学部臨床教授、広島市民病院（副院長）を経て、2007年同院開院。『心身症――バイオフィードバック療法の理論と実際』『産業精神保健マニュアル』『心を病む患者の家族のために』など著書多数。
資　　格	日本精神神経学会専門医。日本うつ病学会評議員。日本臨床精神神経薬理学会評議員。日本総合病院精神医学会。日本産業精神保健学会。日本老年精神医学会。日本バイオフィードバック学会。精神保健指定医。
趣　　味	読書（進化論からゴルゴ13まで幅広く読む） 野球観戦（広島生まれなのになぜか阪神ファン）
モットー	中庸《ちゅうよう》の徳たるや、其《そ》れ至れるかな（『論語』より。過不足なく分に合った人生を送るの意）

●院長の横顔

銀行員の父を見て公認会計士になろうと思っていたが、文系の脳で数学が苦手だった。田舎の家にあった、曾祖父《そうそふ》が馬に乗って往診している写真を見てかっこいいなと思い、医者なら数学は必要ないだろうと考えて医学部へ。

精神科に進んだのは、脳の構造の複雑なメカニズムに興味が湧《わ》いたから。数学的に割り切れるものではなく、科学的でありつつ人間学的な部分もあることに魅力を感じた。未知の部分が多いことも好きで自分に向いていると思った。

●院長からのメッセージ

体調が悪いときはかかりつけの先生に相談し、メンタルの問題がありそうなら、抵抗感を持たずに相談に来てください。精神科は昔のイメージとは違いますし、気軽に相談できる精神科のかかりつけ医を持つべき時代かもしれません。お話をしっかり伺いますので、ご家族も偏見を持たずに受診を勧めるか、一緒に来院してください。

心療内科

広島市中区

薬を使わないＴＭＳ磁気刺激治療で症状を改善

ハンスメディカルクリニック

長井 敏弘 **理事長**

特色

- 薬を使わず、副作用がほとんどない
  ＴＭＳ磁気刺激治療専門外来
- 光トポグラフィー検査で心の病気を鑑別
- 診察、治療は完全予約制

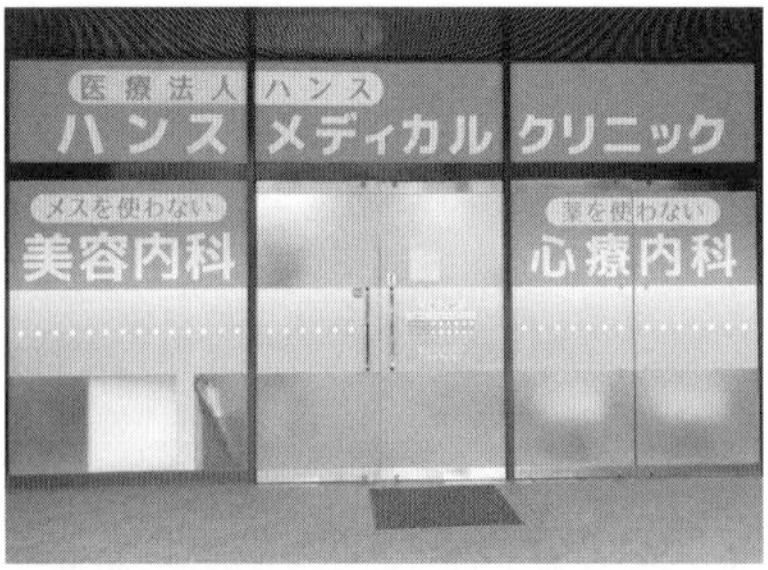

住　所　広島市中区銀山町 4-17
　　　　広島大同生命ビル１Ｆ
ＴＥＬ　082-247-5577
ＨＰ　あり
駐車場　約 70 台

診療時間	月	火	水	木	金	土	日
9：00 ～ 13：00	○	○	○	○	○	○	休診
14：00 ～ 17：00	○	○	○	休診	○	○	休診

＊祝日は休診　＊完全予約制　＊電話受付時間／ 9:00 ～ 17:30、メールでの予約も可

クリニックの概要

●診療科目と領域

専門領域は心療内科。薬を使わないＴＭＳ磁気治療専門クリニックとして、うつ病・うつ状態、不眠症、不安・パニック障害・社交不安障害、薬物依存、慢性疼痛の症状の改善を図る。また、「やる気が出ない」「集中力がない」「物忘れがひどい」といった病気でない人も、治療を受けることにより意欲や集中力が出てくるといった効果が出ている。

●診療ポリシー

長井理事長がＴＭＳ磁気治療専門クリニックを開院したのは、「薬による治療に限界を感じたから」だという。うつなどの症状が重症化し、５年10年と長く苦しんでいたが、この治療で劇的に良くなり、薬もほぼなくなったと喜ぶ患者が多くいるそうだ。

クリニックデータ

沿革	2004年みなみストレスクリニック（心療内科）として開業。2016年ハンス心療内科に名称変更。2018年ハンスメディカルクリニックに名称変更。
実績	TMS磁気刺激治療／約800人（開院以来）
グループクリニック	医療法人ハンス宮内総合クリニック(整形外科・内科・リハビリテーション科・脳神経内科)、医療法人ハンスハンスメディカルクリニック（美容皮膚科・美容内科）

診療の特色・内容

●西日本で唯一、装置4台を備える「TMS磁気刺激治療専門外来」

2016年より、「TMS磁気刺激治療専門外来」として全国から患者が来院。県内が6割・県外が4割で、仙台から沖縄まで広いエリアからこれまで約800人が治療に訪れ、現在も2か月先まで予約が入っている状況である。

この治療は、脳の扁桃体《へんとうたい》を間接的に刺激して脳の神経回路を正常な状態に戻し、うつ症状や不安症状を軽減する最新の治療法（次ページ右写真）で、副作用もほとんどない。国内では脳卒中後の上肢麻痺《じょうしまひ》の治療に使われていたが、照射部位などを変えることでうつ症状や不安症状の軽減にも効果があることがわかり、心療内科でも採用するクリニックが増えている。欧米の先進国では、何年も前から保険適用となり画期的な成果を上げているという。

脳の代謝を高めるため、集中力ややる気、認知機能などを高める効果も認められることから、経営者や受験生、認知症かどうか気になるといった病気ではない人も受けている。さらに、眠りが深くなる効果も認められている。

診療科目	診療・検査内容
心療内科	うつ病・うつ状態、不眠症、不安障害・パニック障害・社交不安障害、薬物依存など

患者は、うつ症状が多く不眠や疼痛《とうつう》で苦しんでいる人も増えている。そのほか、不安障害やパニック障害、社交不安障害といった不安症状で苦しんでいる人もいるが、多くは重症患者。薬による治療が限界でこれ以上症状の改善が望めない、副作用がひどくて服用ができないことから、かかりつけの心療内科の紹介で来院するケースがほとんどである。

治療は症状によって異なるが、うつ症状の場合は週に最低4回、計30回行われるため、遠方からの患者は近くのホテルに滞在して治療を受ける。毎回、抑うつの程度を客観的に測る自己評価表ＢＤＩの数値を測定し、その後に治療を受ける。その間、患者は音楽を聴いたり、読書やＤＶＤ鑑賞をしながら過ごす。

症状の軽減は病状により個人差はあるものの、多くの患者が回数を重ねるごとに心の不調が改善され、薬の使用もゼロになったり減っていくという。10〜20回行うと、睡眠が深くなる効果もみられる。ただし、「頭部に金属が入っている」「ペースメーカーを使用している」「インプラントがある」「てんかんの既往歴がある」などの人は受けることができない。

治療は保険適用外だが、昨年より一部の疾患については適用されるようになった。そのため、疾患によって治療費に大きな差が出ないよう、同院では実際の費用の3割、1回につき６８００円(税別)と一律の治療費を設定している。

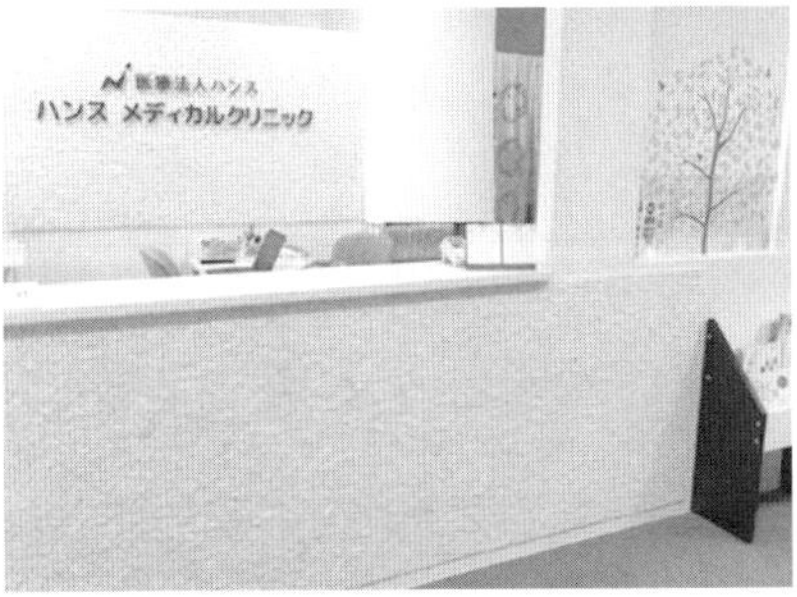
受付

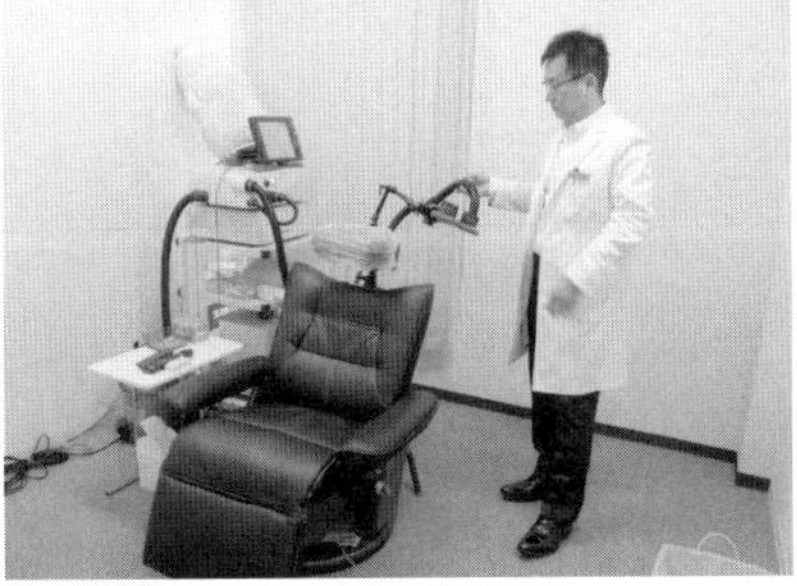
TMS磁気刺激治療器

●光トポグラフィー検査
――客観的・高い精度で心の病気を診断

同院のもう一つの特徴は、病気の診断の際に最新医療技術の「光トポグラフィー検査」（下写真右）を併用していること。うつなどの心の病気は、血液や画像などの客観的なデータが用いられることがなく、医師が患者から症状などを聞き取り、自身の知識と経験に基づいて診断が行われている。しかし、うつ病なのか、それとも双極性障害《そうきょくせいしょうがい》か、また統合失調症によるものなのか、区別がつきにくい患者もいる。そういった場合の診断を助けるのがこの検査である。

頭にヘッドセットを装着して頭部に近赤外線を照射しながら、簡単な質問に答えてもらい、その際の脳の酸素飽和度《ほうわど》の動きを測定しグラフ化する。近赤外線は家電用のリモコンや赤外線カメラなどにも使われている光で、体に全く害はない。病気によってグラフの形が決まっているため、客観的な判断が行える。

しかし、精度が１００％ではないため、ＢＤＩ抑うつ検査やＳＴＡＩ不安検査などの検査も行い、最終的には医師が診断を行う。これらにより適切な診断・治療が行えるだけでなく、患者自身の状態が可視化されることから、自信につながるメリットもあるそうだ。

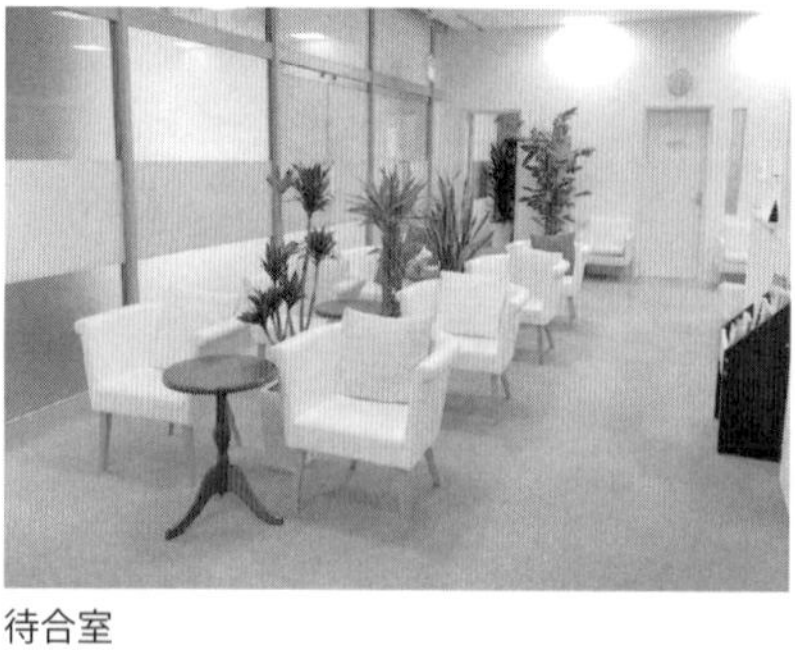
待合室

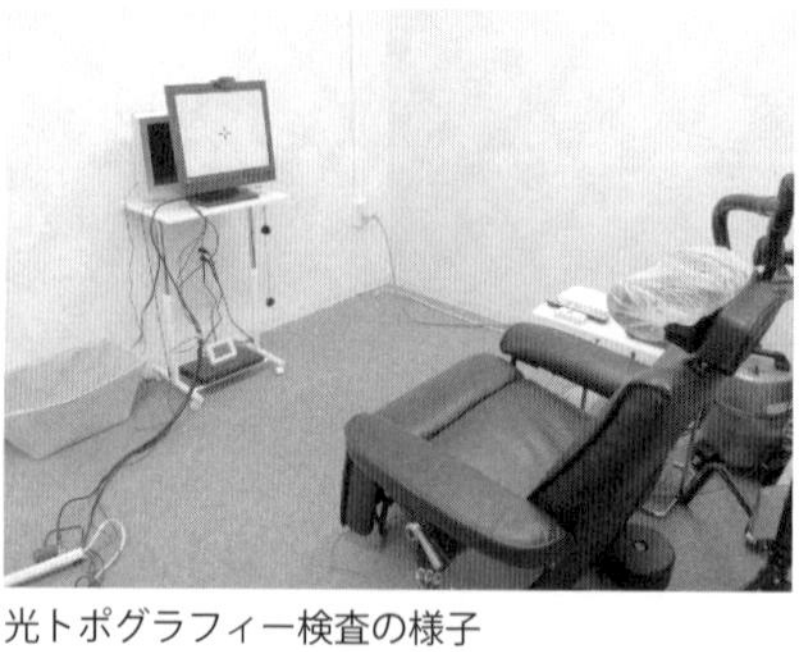
光トポグラフィー検査の様子

長井 敏弘 理事長

（ながい・としひろ）

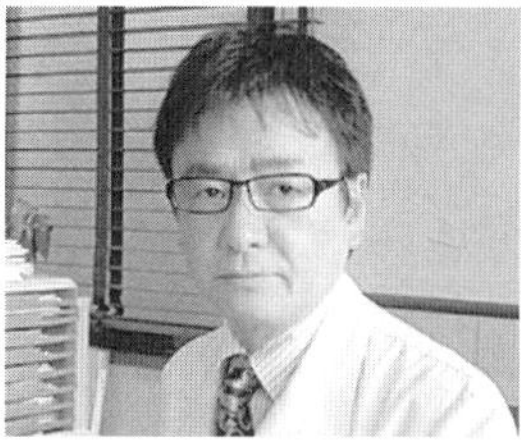

PROFILE

経　　歴	大学卒業後、公務員・土木作業員などさまざまな職業を経て、27歳のときに広島大学医学部に再入学。卒業後、精神病院・大学病院・内科医院などで医師としての修練を重ね、現在、塾や予備校、医療法人ハンス（ハンスメディカルクリニック、宮内総合クリニック等）などのNグループの代表として多忙な日々を過ごす。
資格・所属学会	日本医師会認定産業医。認知症サポート医。広島城北医会会長。元岡山大学臨床教授。
趣　　味	レンタルDVDの鑑賞、スポーツジム通い、ジャズピアノ（自称ジャズピアニスト） 特技はテコンドー（黒帯） スキューバダイビングライセンス、自動車国内A級ライセンス
モットー	「切磋琢磨」常に自分を磨き、エネルギッシュで若々しく。

●理事長の横顔

さまざまな職業を経験する中、人間関係のストレスに苦しんだことから、患者の気持ちのわかる医者になろうと決意。再入学した広島大学医学部在学中に、社会人を経験して再入学してきた有志数人と塾を始める。さらに、学費稼ぎのために東京などの予備校で教鞭をとり、参考書執筆などで多忙を極める。そういった経験を元に、現在、医療事業や教育事業を展開している。

●理事長からのメッセージ

患者さんに、以前のような健康で元気な心と体を取り戻してもらうことが私の願いです。新しいタイプの心療内科、ＴＭＳ磁気刺激治療専門外来で、患者さんを全面的にバックアップしていますので、安心して治療に臨んでもらいたいと思います。

また、ご家族の皆さまも色々な不安があると思いますが、治療の際にはきちんと説明をしていますので、患者さんが穏やかな気持ちで治療を最後まで続けられるよう、温かく見守ってください。

精神科・心療内科・脳神経内科・内科

広島市中区

精神科・神経内科疾患に豊富な臨床経験

もりた心療内科クリニック

森田 幸孝 院長
中岡 千華 副院長

特色

・精神科専門医として、幅広い年齢層のさまざまな疾患の診療に尽力
・思春期の発達障害・不登校にも柔軟に対応
・高い専門性をベースに、統合失調症の外来治療に取り組む

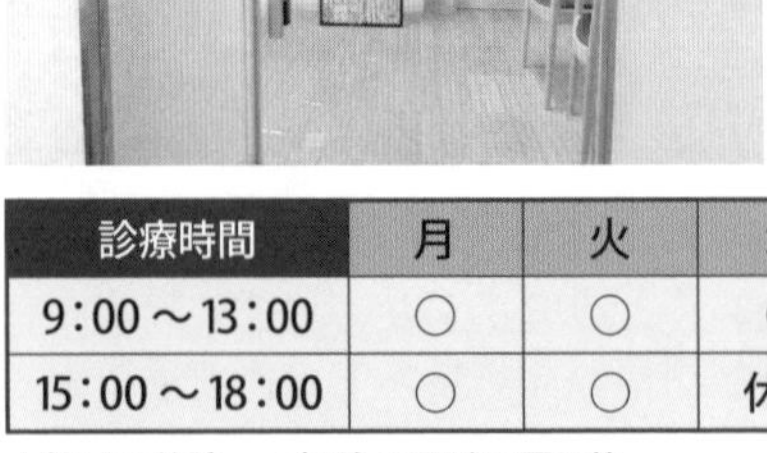

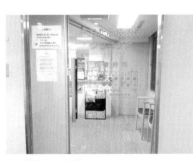

住　所　広島市中区大手町 2-1-4
　　　　広島本通りマークビル 5F
TEL　082-243-0038
HP　あり
駐車場　なし

診療時間	月	火	水	木	金	土	日
9：00 ～ 13：00	○	○	○	○	○	○	休診
15：00 ～ 18：00	○	○	休診	○	○	休診	休診

＊祝日は休診　＊初診：電話で要予約

クリニックの概要

●診療科目と領域

森田院長は、ほとんどの精神神経科領域の疾患を幅広く診療できる精神科ジェネラリスト。勤務医時代に、総合病院や精神科病院、こども療育センター、認知症専門病院などで多くの患者を診てきた経験が強みとなっており、うつ病やストレス関連疾患、発達障害や統合失調症、認知症など、思春期から老年期までのさまざまな疾患の診療に取り組んでいる。市内中心部の立地で広島バスセンターにも近いため、患者は県内全域や近隣県からも来院する。

●診療ポリシー

「患者さんのことを第一に考え、医師として獲得した知識や技術は、患者さんのために使うべき」というのが同院長の診療姿勢。「患者さんが何に困っているか、対処するにはどういうアプローチができるかを常に考えながら、話を聞くようにしています」。そのために勉強会への参加などで医療知識のアップデートを欠かさず、予診を取る看護師らスタッフの教育も熱心に行っている。

クリニックデータ

沿革	1981 年に前院長（父・森田博方）が開院。2014 年に継承。
実績	患者数／ 1300 人（月）、うち初診／ 70 人
連携病院	広島市民病院、県立広島病院、安佐市民病院、広島大学病院、草津病院、瀬野川病院、比治山病院、己斐ケ丘病院など

診療の特色・内容

●「予診票」を活用した丁寧な問診で病気を見極める

患者はうつ病やストレス関連疾患が多い。初診では時間を十分に取って患者の話を聞くが、それだけでは不十分と考え、待ち時間に看護師を通して現在の症状や発症時期、他院の受診歴、睡眠や食欲の状況、飲酒や喫煙歴、薬剤のアレルギー、女性の場合は妊娠や授乳などに関して、予診（問診）票への記入を依頼している。これまでに多くの症例を診てきた院長は、予診票で患者についてある程度把握できるというが、成育歴などさらに詳しい問診を行う。

人間関係や仕事上のストレスなど環境上の要因が大きい場合は、適応障害などストレス関連疾患としてアプローチを行う。それらが取り除かれて、他に原因が特にないのに抑うつ状態が続く場合は、うつ病として治療を始めるが、精神疾患は複雑で、適応障害ベースのうつ状態や発達障害ベースのうつ病、双極《そうきょく》性《せい》障害（躁《そう》うつ病）のうつ状態など、絡み合うものが多いという。

そのため、「本人の主訴が重要で、経過や症状、経歴などさまざまな事柄を聞かないと、判断がつきにくいです。話を聞きながら考えていき、何がベース

診療科目	診療・検査内容
精神科	うつ病、パニック障害、不安障害、強迫性障害、身体表現性障害、統合失調症、発達障害、睡眠障害、認知症に伴う精神症状・行動異常、アルコール依存症など。難治性のうつ病治療に反復経頭蓋磁気刺激装置を導入予定。
心療内科	自律神経失調症、更年期障害、過食症・拒食症、過敏性腸症候群などのストレス疾患
脳神経内科	てんかん、認知症、神経痛、末梢神経障害、めまい、頭痛など。 脳波による検査など。
内科	風邪、高脂血症などの一般内科疾患

になっているかを見極めます。そして、その疾患の心理検査を行い、出てくる傾向を把握して治療に入ります」と同院長は話す。

●うつ病治療——規則正しい生活の重要性

うつ病やうつ状態にもさまざまなタイプや原因があり、治療はそれぞれ異なる。そのため、①器質性《きしつせい》のもの（認知症やてんかんなど）か否か、②うつ病か、躁うつ病のうつ状態か、をまず鑑別する。①は脳の画像をベースに診断し、器質性であればそちらの治療も行う。②で躁うつ病の場合は、うつ病とは治療法が違うため、鑑別診断が大きなポイントとなる。「うつ病は抗うつ剤が中心となりますが、躁うつ病でそれを使うと気分を上げ過ぎることがあるので、気分安定剤を処方します。若いときから気分の波が強い人は躁うつ病を疑いますが、患者さんは基本的に、躁状態で気分が良いときではなくうつ状態で受診されますから、初めは少量の抗うつ剤を処方して、様子を見ながら少しずつ薬を調整していきます」

うつ病の治療は薬と精神療法が基本となるが、「生活リズムを整えることも大切です。問診票をもとに話を聞き、就寝時間の大切さなど規則正しい生活を送ることをアドバイスしています」。さらに、高齢者の場合は老年期のうつか認知症の始まりかを鑑別し、処方する薬の強さも考慮している。

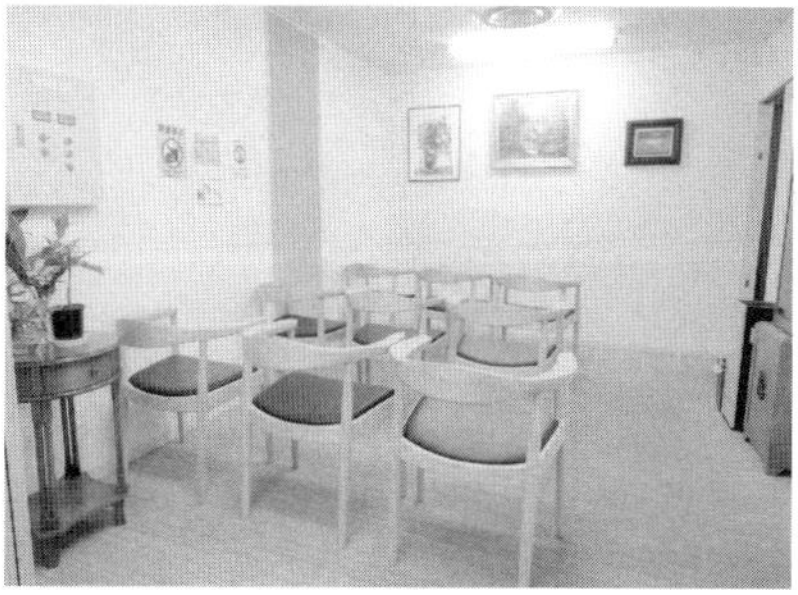
待合室

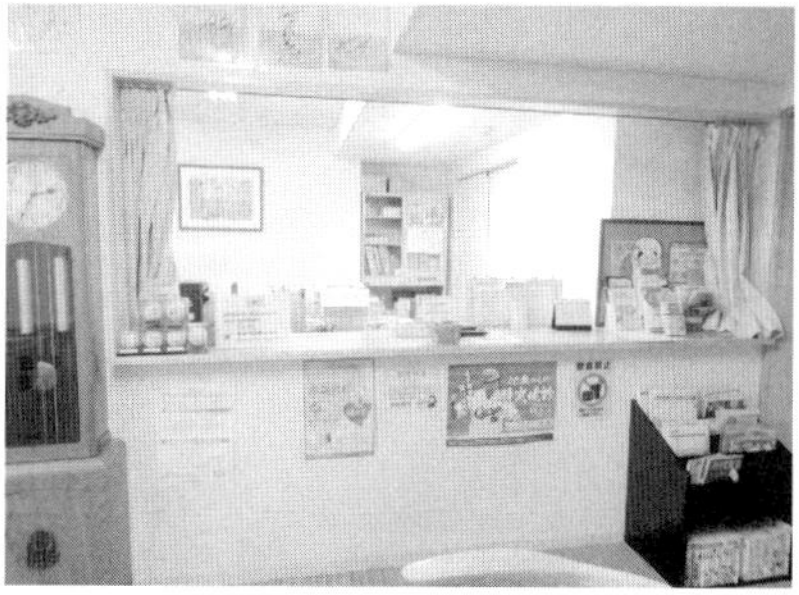
受付

●思春期の発達障害や統合失調症の治療にも注力

こども療育センターでの診療経験を持つ同院長は、思春期の発達障害にも対応している。中・高生の患者には、集中力の欠如や落ち着きのなさ、衝動性が見られる注意欠陥多動性障害（ＡＤＨＤ）が多いが、「良い薬が出てきたので、治療の助けとなっている人が多い」という。一方、こだわりが強く人間関係が上手く築けない自閉症スペクトラムの中核症状に有効な薬はなく、「まず、患者さんが何に困っているかを確認し、イライラなどの精神症状があれば薬で対応しますが、本人のペースに合うよう環境を整えることが何よりも大事です」。発達障害がベースにあり不登校になっている場合は、特別なサポートが必要だということを学校に連絡するなど、患者の助けとなることは何でも行っている。

同院長は、大学院や米国留学中に統合失調症の遺伝子について研究し、この疾患の診療にも長けている。「統合失調症は思春期以降に発症することが多い症候群ですが、症状モデルとして胎児期や幼児期に脳神経の発達に障害があり、成長過程で強いストレスがかかると発症しやすくなる、と提唱されています」。症状や成育歴から診断し、抗精神病薬で治療を行う。「今は良い薬がたくさんあるので、外来での治療が可能となっています」

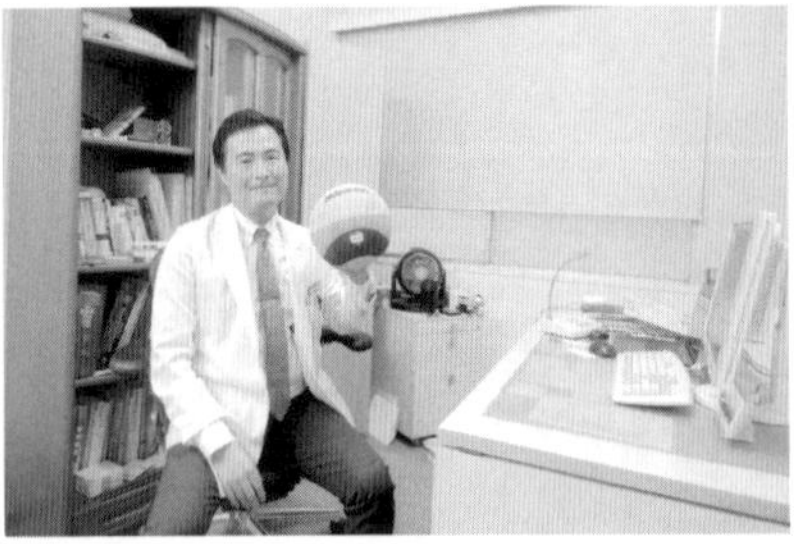

高校時代に没頭した、水球のボールを持つ森田院長

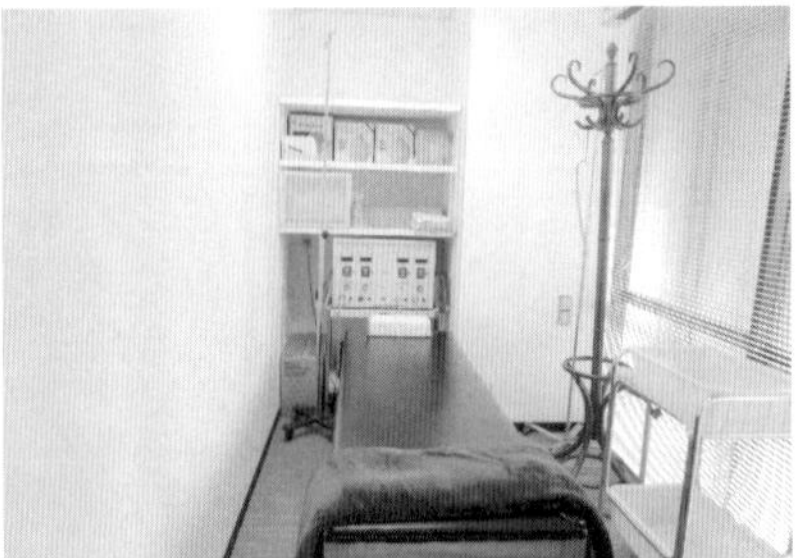

治療室

森田 幸孝 院長
（もりた・ゆきたか）

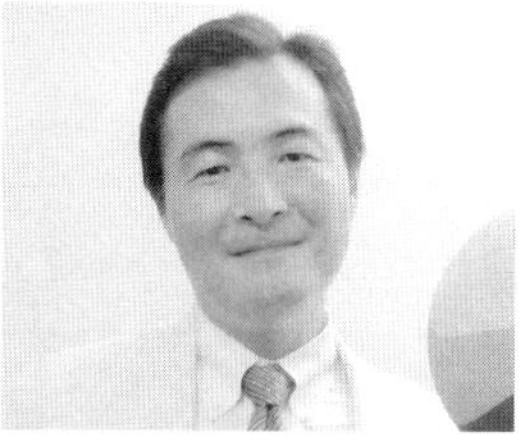

PROFILE

経　　歴	1974年広島市生まれ。修道中学・高等学校卒。2000年宮崎大学医学部卒。岡山大学附属病院、広島市民病院、精神科病院、認知症専門病院、こども療育センターなどで臨床経験を積む。岡山大学大学院で博士号取得（精神疾患の遺伝子研究）。2008年米国・国立衛生研究所(National Institutes of Health: NIH)で精神疾患の研究に従事(留学)。2010年広島市民病院精神科(2011年副部長)。2014年12月より現職。
資格・所属学会	日本精神神経学会専門医・指導医。精神保健指定医。日本医師会認定産業医。認知症サポート医、医学博士。
趣味・家族	水泳（中・高時代は水球選手として国体出場）、スポーツ観戦（カープなど）、ゴルフ 家族は妻と息子3人、猫2匹
モットー	来院した人はすべて受け入れて診る。患者さん第一

●院長の横顔

中学３年のときに突発性難聴でつらい経験をしたが、耳鼻咽喉科の先生に治してもらったことで「将来は医者に」と考えるようになった。水球のクラブ活動に打ち込みながら１年浪人して医学部へ進学。

精神科を選んだのは、精神科医の父に影響を受けたから。特殊な科だと思っていたが、岡山大学の精神科に入局し、患者を診て「一見、普通に見えても、こんなに悩みを持っている人がたくさんいる」と驚き、脳科学をベースにした精神科医療はとても興味深いと感じた。卒業後は、さまざまな病院の精神科で広範囲にわたって精神疾患の患者を診療し、経験を積んできた。

●院長からのメッセージ

当院の患者さんには、小さな子どもさんからお年寄りまで、幅広い年齢層の方がおられます。さまざまな心の悩みで来られますが、心も身体もしっかり診て良くなっていただくように心がけています。スタッフ一同、やさしく丁寧に対応させていただきます。

精神科・心療内科

広島市南区

心の問題のかかりつけ医として何でも相談可能

宇品メンタルクリニック

山本 修 院長 **山本 侑瑚** 副院長

特色

・老若男女を問わず、いつでも誰でも診る体制を整える
・社会不安障害の診療に高い成果
・思春期の摂食障害の治療にも積極的に取り組む

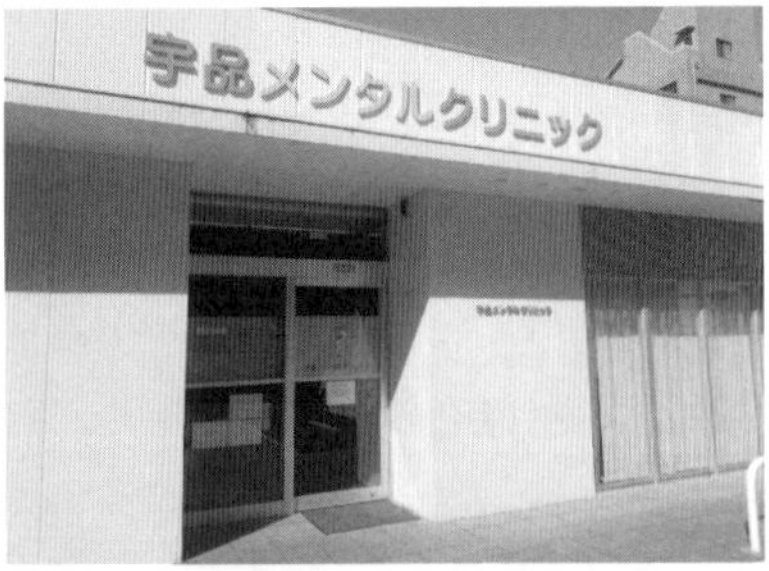

住　所　広島市南区宇品西 3-1-45-4
（クリニックモール宇品内）
TEL　082-250-2230
HP　あり
駐車場　多数あり

診療時間	月	火	水	木	金	土	日
9：00～12：30	○	○	○	○	○	○	休診
15：00～18：00	○	○	休診	○	○	休診	休診

＊祝日は休診　＊予約可（予約優先）＊副院長は週2回診療

クリニックの概要

●診療科目と領域

山本院長はあえて専門領域を定めず、心の病気のかかりつけ医として小学1年生から高齢者まで、さまざまな精神疾患の診療に取り組んでいる。大人のうつ病や不安障害の患者が多いが、統合失調症や高齢者の認知症のほか、小学生の不登校や発達障害、思春期の摂食障害などにも取り組んでいる。また、心の問題を抱えた患者の身体疾患の診療にも、的確に対応している。

●診療ポリシー

「心の問題で悩んでいる人は、老若男女を問わず診る」というのが同院長の基本理念。勤務医のとき、調子が悪くても予約が取れないためすぐに受診できない患者の状況を見て、「調子が悪ければ毎日でも週2〜3日でも、患者さんが来院できる環境を整えたいと思い、開業しました」。同院長はこれを実践し、患者を希望に沿っていつでも受け入れ、診療する体制を整えている。

クリニックデータ

沿革	2011年開院
実績	外来患者数／800〜900人(月)、初診患者数／50〜60人(月)
連携病院	県立広島病院、広島市民病院、広島大学病院、草津病院、瀬野川病院など

診療の特色・内容

●社会不安障害の治療に丁寧に取り組み成果を上げる

20歳代以上に比較的多く見られる「社会不安障害」は、人前でのスピーチや飲み会など、さまざまな社会的シーンで極度に緊張して不安や苦痛、恐怖を感じ、「汗が出る」「手が震《ふる》える」などの症状が現れる。これらの症状は、通常は場数を踏めば慣れるものだが、この疾患の場合には次第に同じ場面を避けるようになり、対人恐怖症につながることもあるという。

「根底にあるのは、恥《はじ》をかいてしまうのではないかという恐怖心です。性格上の欠点と捉えて受診せず、長い間つらい思いを我慢されている方が多いですが、引きこもりや不登校という形で生活に影響が出てくることもあります」

「どんな場面で、どの程度の不安感や緊張感が生じるか」「学校や社会でどれくらい支障があるか」を総合的に判断して治療を行うが、「受診までの期間が長い患者さんは、すぐに気持ちの持ち方を変えていくのは難しいため、補助的に薬を使いつつ、症状を和らげていきます。例えば、大勢の前で発表する必要がある場合、抗不安薬を頓服《とんぷく》的に使うと、患者さんは『思ったよりできた』と

診療科目	診療・検査内容
精神科・心療内科	うつ病、不安障害（社会不安障害、パニック障害、強迫性障害）、発達障害、摂食障害、統合失調症、認知症など

安心し、それが自信につながります。こうして経験を積んでいけば、今まで避けてきたことに挑戦することも可能になり、薬も減らしていくことができます」。薬は、頓服的なものや毎日継続することで徐々に効いてくるものなどがあり、症状を診ながら適切に組み合わせているという。

●治療の継続率を工夫しながら高めて再発を防ぐ

不安障害の薬も、他の精神疾患の薬と同様に副作用が出ることもあるため、使い方には万全の注意を払う。「治療初期に副作用が出ると、患者さんは治療から遠ざかってしまうので、そのことを考慮して薬を選択し、予測できる副作用はきちんと説明します」

罹病期間が長い患者は、治療も長い目で見ていくことが必要で、うつ病と同様、再発や再燃の可能性もある。それらを防ぐため、「良くなってもすぐに薬をやめないよう、薬の効果や必要性も十分説明し、経過を診ながら、『これから3か月程度かけて、薬を半分まで減らしていきましょう』などと具体的に見通しも伝えます」。こうした工夫で、患者が勝手に治療をやめてしまうことが減り、いわゆる引きこもり状態の人が社会復帰した場合もあるという。

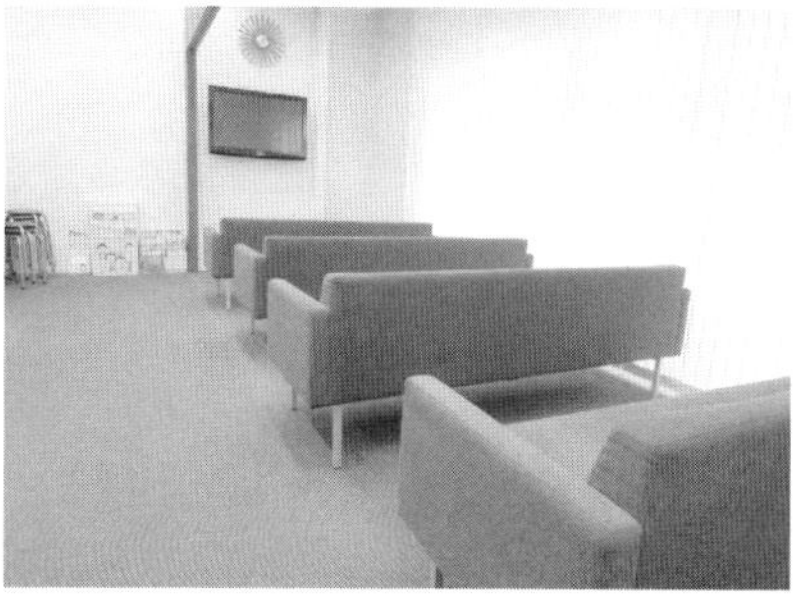

待合室

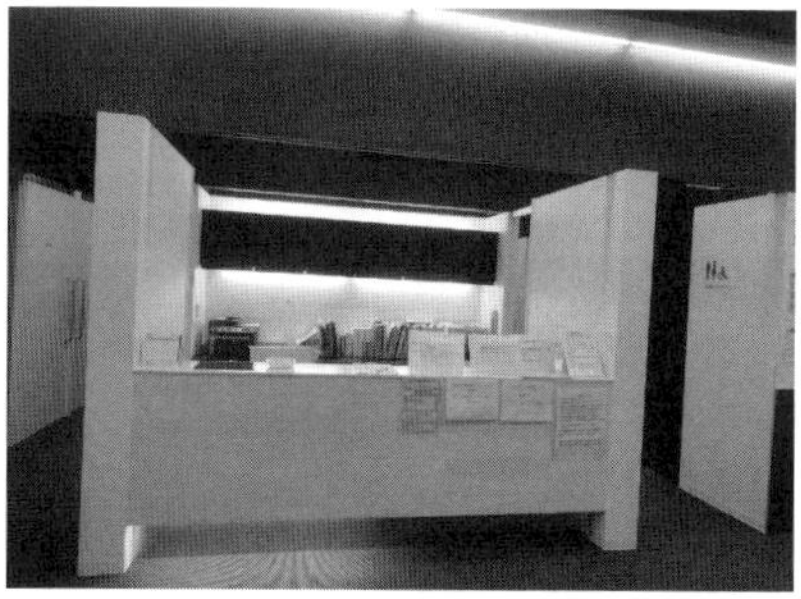

受付

●摂食障害の治療にも尽力

10～20歳代の若い女性に多い「摂食障害」には、拒食症（やせ願望や肥満への恐怖などから食事を極端に制限する）と、過食症（抑えられない衝動から大量に食べ過ぎた後、体重増加を防ぐために嘔吐や下剤の使用を繰り返す）がある。体型や体重に強いこだわりを示すこれらの症状には、心理的要因が密接に関わっている。

「摂食障害は、表面上の問題である異常な食行動の背後に、多くの場合で人間関係のストレスや家庭環境など根本的な問題が潜んでいます。例えば、学生さんで勉強や部活で努力しても思うような成果が得られないとき、拒食で体重が減るという目に見える結果が出ると、それをコントロールしている自分の価値が高まるように感じ、抜け出せなくなる場合があります。改善するには、根底にある問題を把握して、サポートしながら解決していくことが重要です」

治療は、栄養指導やカウンセリングを中心に行い、必要なら抗うつ薬や抗不安薬などを補助的に使って過食の衝動を抑えたり、食べることへの不安や体重・体型への過剰なこだわりを和らげたりもする。また、摂食障害により生じやすい身体的な症状は、血液検査などで把握して適切に対応している。

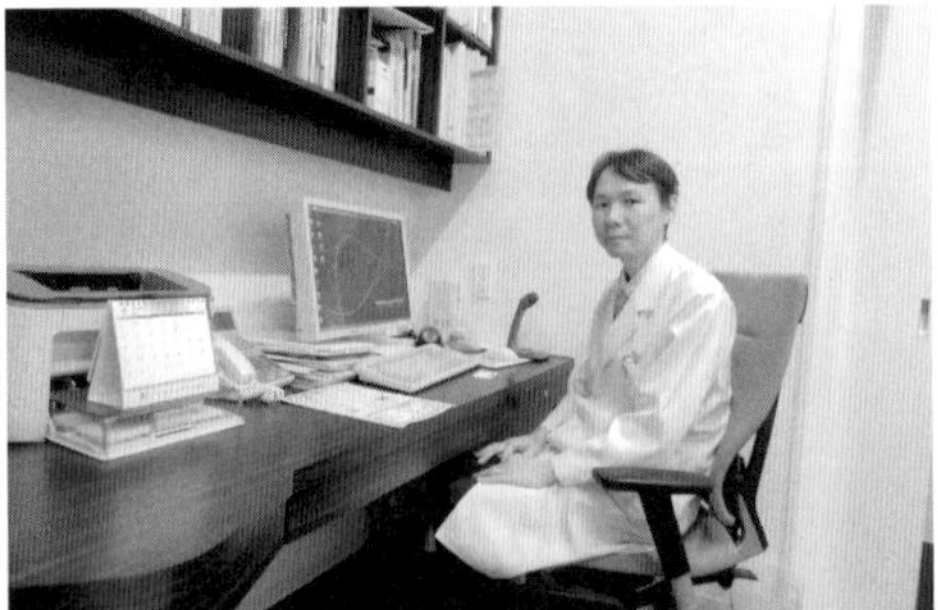

診察室

山本 修 院長
（やまもと・おさむ）

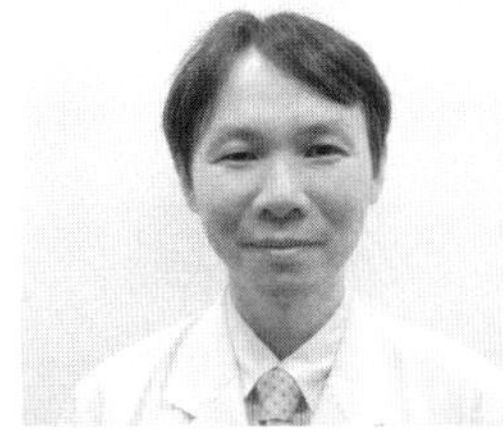

PROFILE

経　歴	1975年広島市生まれ。2000年広島大学医学部卒。広島大学病院、安佐市民病院、呉医療センター（精神神経科）、ふたば病院（呉市）、県立広島病院精神神経科（副部長）を経て、2011年同院開院。時間を捻出して、区役所での相談業務や地域への貢献活動をする傍ら、研究会などにも参加し、新しい医療情報の吸収などにも努めている。
資格・所属学会	日本精神神経学会専門医。精神保健指定医。
趣味・家族	読書 妻（副院長）、高校１年生の娘と中学３年生の息子、猫１匹
モットー	Be Men for Others, with Others「他者のために、他人と共に生きる人間になる」（出身校の広島学院高校の教えを、医師としての在り方の参考にしている）

●院長の横顔

親が自営業だったため、自分も勤め人には向かないだろうと思っていた。医者をめざしたのは、高校の友人や先輩の話を聞いて「人のためになる良い仕事だな」と思ったから。精神科を選んだのは、最新の脳の機能の研究の側面と、100年前から続く精神分析的考えの両方が融合した世界で、「奥が深い」と惹かれたから。

●院長からのメッセージ

小学１年生から100歳の方まで、心に関する問題であれば何でも対応します。困ったときや受診したいタイミングで、いつでも受診していただくことが可能です。何週間もお待たせすることはありません。

標準的な治療、患者さんに合う適切な治療を、きちんと行えるよう心がけています。

精神科・心療内科

広島市南区

中学生から老年期までの心の悩みに対応可能

京橋心療クリニック

山中 敏郎 院長
大田垣 洋子 副院長
米澤 治文 副院長

特色

- 3人の専門医が各々のスタイルで診療
- 患者の心の悩みに寄り添いともに治療
- 周産期や更年期の女性のうつ病治療

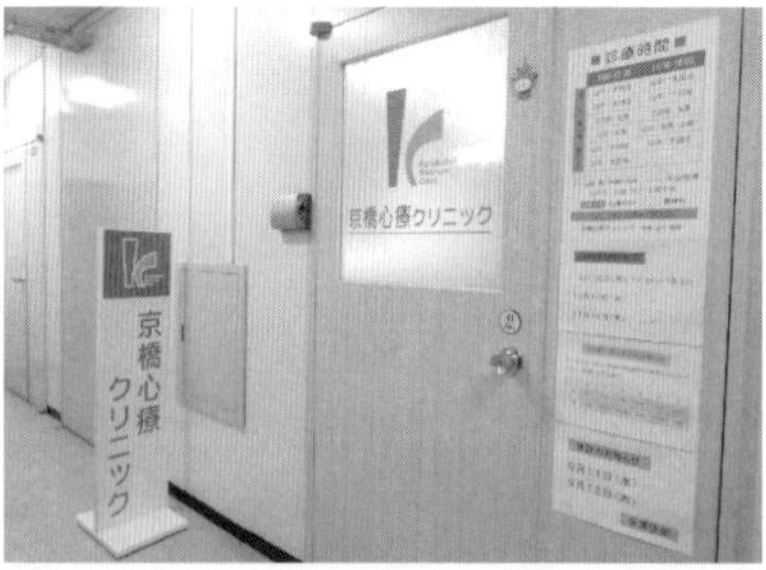

住　所　広島市南区京橋町 1-2
新京橋ビル 8F
TEL　082-262-3000
HP　あり
駐車場　なし

診療時間	月	火	水	木	金	土	日
9：00 ～ 12：30	○	○	○	○	○	○	休診
15：00 ～ 18：00	○	○	○	○	○	休診	休診

＊祝日は休診　＊初診受付：午前11:00まで、午後（平日）17:00まで、来院前に電話連絡要
＊診療日：山中／月・木・金・土曜、大田垣／火・水・金曜、米澤／月～木・土曜

クリニックの概要

●診療科目と領域

3人の精神科専門医がこれまで培ってきた臨床経験に基づき、それぞれの診療スタイルでさまざまな年代の精神疾患に対応している。主な診療分野は、山中院長が勤労者や老年期のうつ病や適応障害、認知症など。大田垣副院長はうつ病・摂食障害・心身症を中心に精神科・心療内科領域全般、米澤副院長はうつ病・摂食障害・心身症のほか、認知症などの老年期精神疾患を診ている。

JR広島駅前という立地の良さもあり、県内はもとより山口県や島根県からも患者が来院。内科をはじめとする他科からの紹介も多い。

●診療ポリシー

問診では「患者さんが話しやすい雰囲気をつくり、患者さんの立場に立ってじっくり聴く姿勢で臨みます」。治療のゴールは良い状態を維持すること。そのために、「患者さん自身の情報や、病気および治療法、薬の作用・副作用などについて共有し、患者さんに合った治療方針を一緒に考えていきます」

クリニックデータ

沿革	2004 年開院
実績	患者数／約 1800 人（月）
連携病院	広島市民病院、県立広島病院、広島大学病院など

診療の特色・内容

●患者の立場に立ち信頼関係を基にした治療(山中院長)

山中院長のもとには、30～50歳代の働きざかりから新入社員まで、職場の対人関係でうつ状態になった患者が多く訪れる。上司のパワーハラスメント、転勤による大きなストレスなど、発症のきっかけはさまざま。

初診では、患者が話しやすい雰囲気を作ってじっくりと話を聞く。まず、何に困っているかを確認し、「食欲がない」「眠れない」など具体的な症状があれば、改善のため薬を処方。うつ状態は適応障害と絡み合っていることも多いため、鑑別診断には時間がかかる。「すぐに診断を下さず、時間をかけて患者さんと信頼関係を築き、心の痛みを理解して治療できるよう心がけています」

適応障害は、職場や学校、家庭など、ある特定の環境や出来事がストレス因子となり、気分や行動面に症状が現れる。薬と精神療法で治療を進めるが、自分が怠けて叱られることがストレスになるなど、個人の資質などに強く影響されている場合も多い。しかし、あくまで患者の立場になり、社会人なら社会適応を、主婦なら家庭内適応を目標として治療を進めていく。

診療科目	診療・検査内容
精神科・心療内科	気分障害（うつ病、躁うつ病）、適応障害、パニック障害、不安障害、強迫性障害、統合失調症、心身症（過敏性腸症候群など）、摂食障害、睡眠障害、対人関係の悩み（職場関係でのさまざまな心のメンタルヘルス）、認知症、さまざまな心理的・精神的な悩みの診療

●患者に寄り添いながら一緒に治療方針を決定（大田垣副院長）

大田垣副院長が診ている患者の8～9割は女性で、年齢層も中学生から90歳代までと幅広い。思春期や周産期（妊娠中や産後）、更年期のうつ病や摂食障害などに対するきめ細やかな診療に定評があり、他科や学校からの紹介も多い。

うつ病の中では、周産期うつ病が重要である。「うつ病は妊娠中に発症することも半数位あり、産後は急激なホルモン変化によりうつ病が重症化し、育児ができなくなったり、母子心中や子への虐待などを誘発するケースもあり、治療の重要性が再認知されています」

うつ病の治療は薬物療法と精神療法が基本だが、周産期にやむをえず薬を使う場合は慎重に対応しており、さまざまなリスクやメリットなどを十分に説明している。更年期のうつ病では適切な治療に加えて、世代の近い医師から不安や悩みに共感してもらえるという安心感が患者にあり、良好な結果につながっている。

摂食障害では、まず患者の話を十分に聞き、抱えている問題や心身の状況を把握する。治療には時間が必要だが、病気や治療法について患者と情報を共有し、ゴールに向けて何ができるかを一緒に考えて、治療を進めていく。

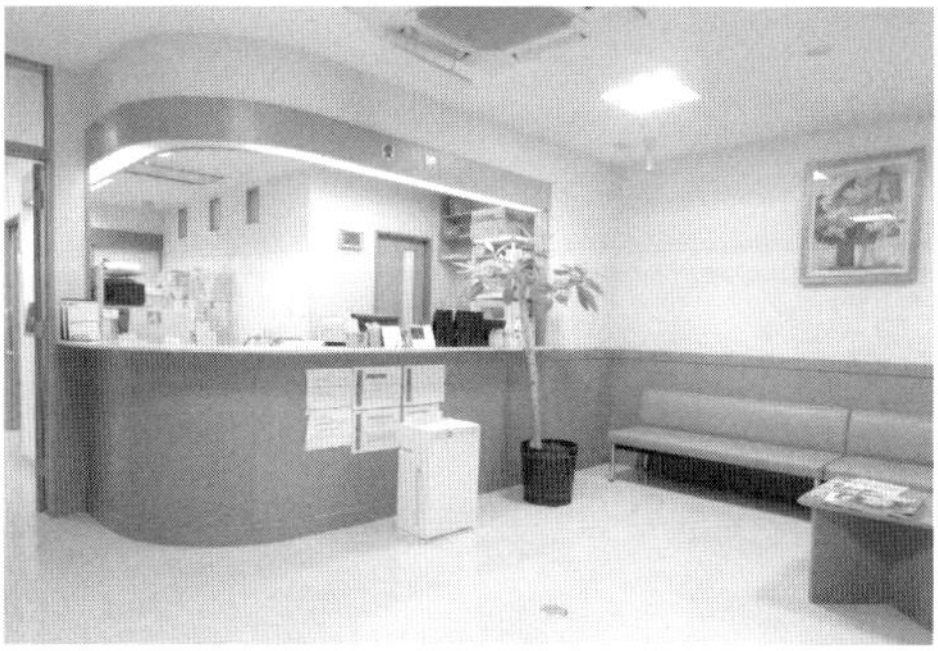

受付・待合スペース

●患者の希望を尊重した治療を実践（米澤副院長）

米澤副院長も初診でじっくり問診を行い、さまざまな情報を患者と共有し、希望を聞いて治療目標を立てる。うつ病の治療は、発症に至った生活環境の調整が重要なため、「うつ病の症状から楽になるためには、一旦、役割から外れて背負っているものを減らして、生活環境を俯瞰しましょう」と同副院長は話す。

うつ病は再発率が高い疾患で、再発例は治療期間が長くなる場合が多い。再発の原因は、治療の中断のほか、環境が変わらないことや物事に対する考え方が変わらないなどさまざまなため、「再発リスクが高い人には、症状発現のきっかけを話し合った上で、環境の調整や考え方や行動パターンを変えるよう提案しています」と話す。

摂食障害は、家庭内や学校、仕事など、さまざまなストレスを誘因に発症することがある。食行動について、最初は触れることができない人もいるため、食行動の異常に対するストレートなアプローチは避けることもある。受診したことを労《ねぎら》い、対話を通じて達成可能な症状緩和を目標にする。また、副院長は岩国市の病院内にある認知症疾患医療センターでの診療経験を生かし、初期の認知症の診断治療や患者の家族に対するサポートも行っている。

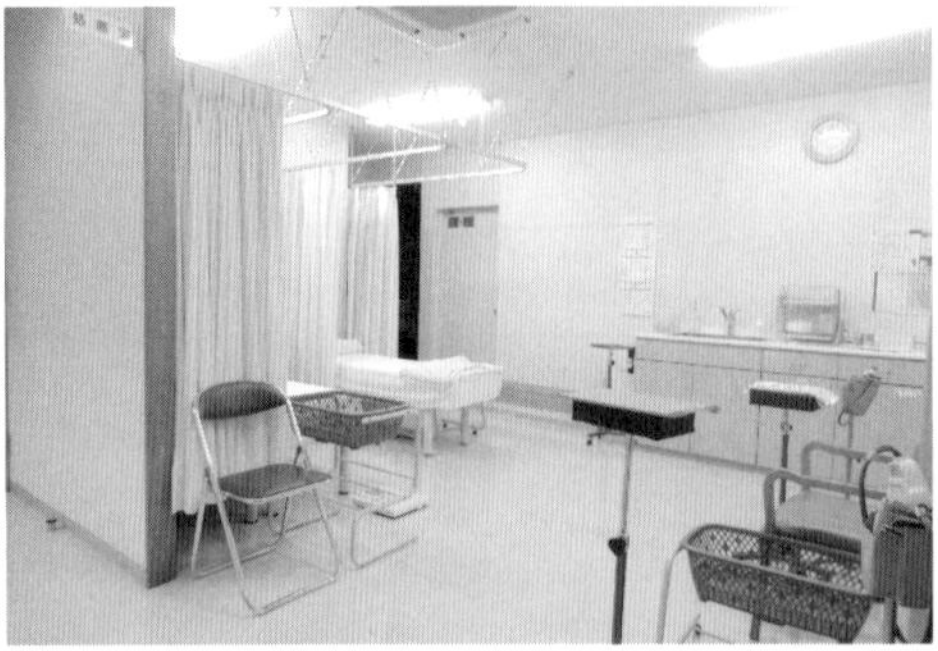

処置室

山中 敏郎 院長
（やまなか・としお）

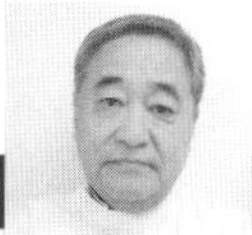

PROFILE

経　歴	1980年広島大学医学部卒。県立広島病院、賀茂精神医療センター、広島市民病院、県立広島病院、広島大学医学部付属病院、マツダ病院精神神経科（部長）を経て、2004年より現職。
資　格	日本精神神経学会専門医。精神保健指定医。日本医師会認定産業医。医学博士。

●医師を志した理由・メッセージ

自閉症などに興味があり、医師をめざしている同級生からも刺激を受けました。心や体のことでお困りのことがあれば、どんなことでも相談してください。

大田垣 洋子 副院長
（おおたがき・ようこ）

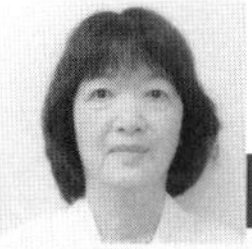

PROFILE

経　歴	1980年広島大学医学部卒。広島大学医学部付属病院、広島静養院（現府中みくまり病院）、県立広島病院精神神経科（部長）などを経て、2004年より現職。
資　格	日本精神神経学会専門医。精神保健指定医。日本心身医学会認定医。医学博士。

●医師を志した理由・メッセージ

内科医だった父を見て医学の道へ。研修でいろいろな科や病院を回り、精神科疾患を抵抗なく受け入れられ、興味を持ちました。気持ちがつらくなったら、早めに受診してください。敷居は高くありません。

米澤 治文 副院長
（よねざわ・はるふみ）

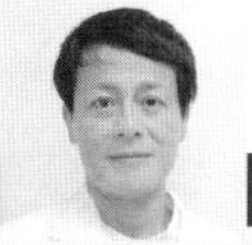

PROFILE

経　歴	1995年広島大学医学部卒。広島市民病院、県立広島病院、土谷総合病院精神科（医長）、京橋心療クリニック、いしい記念病院（診療部長、岩国市）などを経て、2019年10月より現職。
資　格	日本精神神経学会専門医。精神保健指定医。日本医師会認定産業医。認知症サポート医。医学博士。

●医師を志した理由・メッセージ

祖母が脳血管性認知症になって衝撃を受け、脳の疾患を診る医者になろうと決意しました。受診には不安なことも多いと思いますが、気軽に受診してみてください。協力し合って、つらい状況を解決していきましょう。

精神科・心療内科

広島市西区

成人のさまざまな精神疾患の診療に尽力

日域医院

日域 広昭 院長

日域 昭三 顧問

特色

- 躁《そう》うつ病の鑑別診断・治療に豊富な実績
- 大人の発達障害の診療にも丁寧に取り組む
- 〝今〟診てほしい人をできるだけ診る

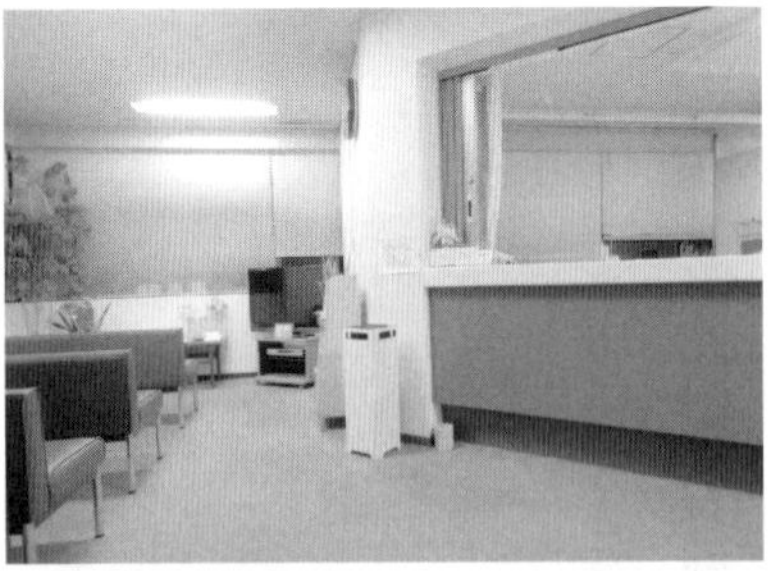

住　所　広島市西区己斐本町1-14-14
TEL　082-272-1731
HP　あり
駐車場　5台

診療時間	月	火	水	木	金	土	日
9:00～13:00	○	○	○	○※	○	○※	休診
15:00～18:00	○	○	○※	休診	○	休診	休診

＊祝日は休診　※水曜午後15:40～、木曜午前～11:45、土曜午前8:00～
＊受付／初診：診察終了1時間前まで、再診：診察終了30分前まで

クリニックの概要

●診療科目と領域

総合病院精神科や精神科病院でさまざまな精神疾患を幅広く診療してきた経験・実績を基に、主に成人の患者を対象に、うつ病や躁《そう》うつ病、適応障害、発達障害、睡眠障害、認知症、統合失調症など、あらゆる精神疾患の診療に取り組んでいる。思春期の患者は、基本的に専門外来のある他院を勧めるが、緊急の場合は、希望に応じて診療する場合もある。

●診療ポリシー

日域院長は、「今すぐ診てほしい人、困っている人をできるだけ診よう」との思いがあり、同院は予約制にしていない。「精神科領域であれば、どんな疾患にも対応できるように努めています。机上の学問通りにいかないこともありますが、病気や患者さんの前では初心を忘れず、謙虚かつ冷静に、丁寧な診察をすることを心がけています」

クリニックデータ

沿革	1974 年開院
連携病院	荒木脳神経外科病院、草津病院、県立広島病院、己斐ケ丘病院、広島市民病院、広島大学病院、よこがわ駅前クリニック

診療の特色・内容

●うつ病・躁うつ病を的確に鑑別して治療

精神疾患の中で、躁うつ病（双極性障害《そうきょくせい》）の患者は意外に多いという。うつ病とは異なり、「躁」「うつ」状態を繰り返す。躁状態では気分が高揚し、高額な買い物をしたり、非常に怒りっぽくなったりする。症状が進んだ場合は大きなトラブルに発展するため、早期に治療する必要がある。

軽い躁状態（軽躁状態）では、「患者さん自身は『絶好調！』と感じ、あまり困っていません。ご家族も、気にされていないことが多いです。しかし、健康なときと比べるとかなり無理をしている状態です。車でいえば、ずっとアクセルを踏みっ放しの状態で、ガソリンが切れたときにうつ状態になります」。軽躁状態は本人も周りも気づきにくいが、うつ状態になると気分が落ち込み、意欲の低下や興味の低下が数週間続くため、本人も苦痛に感じて周りも気づきやすくなる。「うつ状態で受診された場合、躁うつ病のうつ状態か、うつ病なのかはほとんど区別がつきません。しかし、治療法は異なるため、専門家としてしっかり見極めることが必要と考えています」

診療科目	診療・検査内容
精神科・心療内科	うつ病、躁うつ病（双極性障害）、適応障害、不安障害、発達障害、統合失調症、認知症、睡眠障害など

●適切な薬剤選択と疾病教育で躁うつ病治療に効果

うつ状態の患者を初めて診察する際には、「発症時期」「元々の性格傾向」「家族歴」「生活歴」などを細かく丁寧に聞き、躁うつ病の可能性も検討する。しかし、1、2回の診察では診断を確定するのは難しく、1、2年付き合って見えてくるものがあるため、患者には「経過を見ながら、わかったことがあればその都度説明します。一緒に治療法を相談していきましょう」と話している。

躁うつ病の治療で重要なのは、きちんとした診断に基づいた薬剤調整である。「うつ病には抗うつ薬が有効で、気分の落ち込みを改善しますが、躁うつ病のうつ状態に使うと、かえってイライラしたり、躁状態とうつ状態を繰り返しやすくしてしまうというリスクがあります。現在は、躁うつ病には抗うつ薬はできるだけ使わず、気分安定薬（世間でいう「安定剤」とは異なる）を使うことが主流で、種類が増えて使いやすく、効果も出ています」。院長は大学院時代に、躁うつ病の治療薬の一つである炭酸リチウムの薬理作用の研究を行っていたこともあり、高い経験値が最適な処方に結びついている。

治療には、薬物療法のほか患者への疾病教育も必要となる。「患者さん自身に、この病気を自覚してもらうことが一番大事です。周りから見るとやや元気

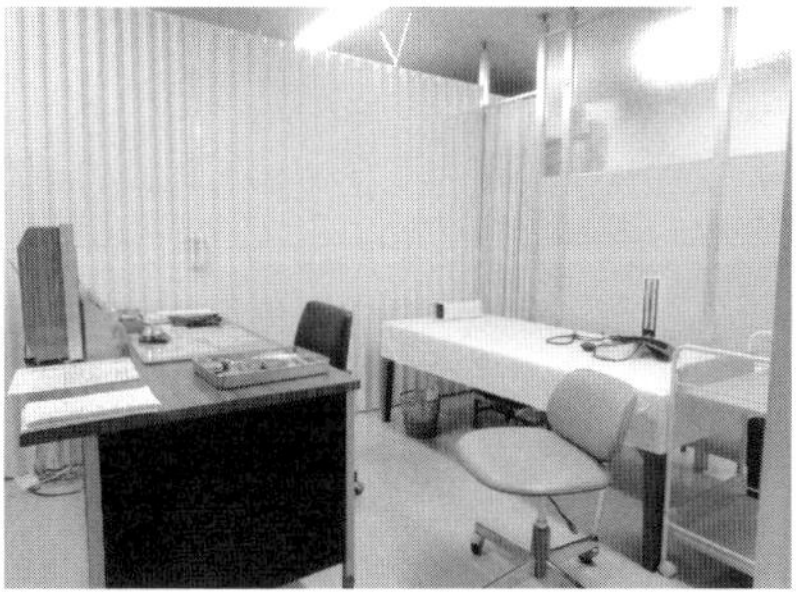

診察室1

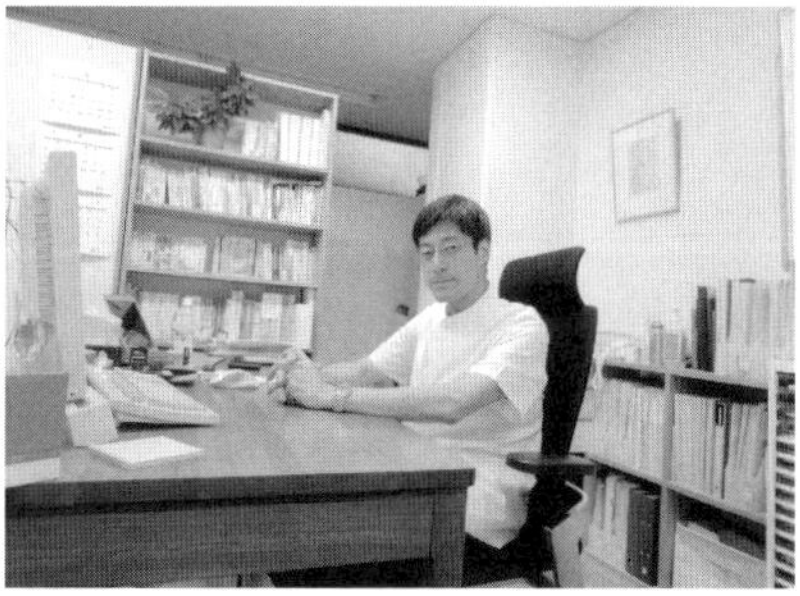

診察室2

すぎる状態（軽躁状態）を、本来の自分であると患者さん自身が誤解してしまい、その状態になることを治療目標にする患者さんもおられます。しかし、その状態は軽躁状態の自分であって、本来のご自分ではありません。軽躁状態は長続きせず、その後にはつらいうつ状態が待っています」。院長は、患者の理解の一助になればとＨＰにリンクを張り、参考書籍も紹介している。

●大人の発達障害にも地道に取り組む

近年、成人で発達障害と診断されるケースが増えている。生まれつきの特性で、自閉症スペクトラム（アスペルガー症候群）や注意欠如多動性《たどうせい》障害（ＡＤＨＤ）などがある。「人とコミュニケーションが取りにくい、こだわりが強い、ミスが多いなど、職場や日常生活で生きづらさを感じ、インターネットで自身の状態を検索して受診する人が多いです。大人の発達障害は最近認識され始めたばかりで、まだ発展途上の分野のため、専門医が少なく、私も勉強しながら可能な範囲で診ています」。疾患の特性は子どもの頃からあるため、小学校の頃の通知表を見るなど生育歴や心理検査から総合的に診断するが、はっきり断定できないこともある。いずれにしても、検査結果などを参考に生活や仕事への適応をサポートしていき、補助的に薬物療法を行うこともある。

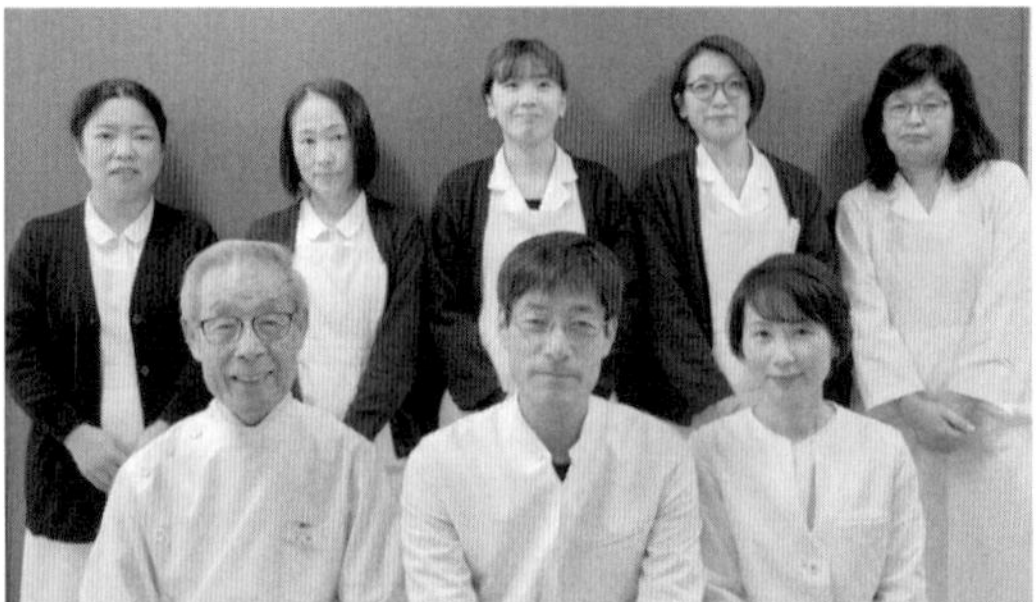

同院スタッフ
（前列左より、昭三顧問、広昭院長、育子医師）

日域 広昭 院長
（じついき・ひろあき）

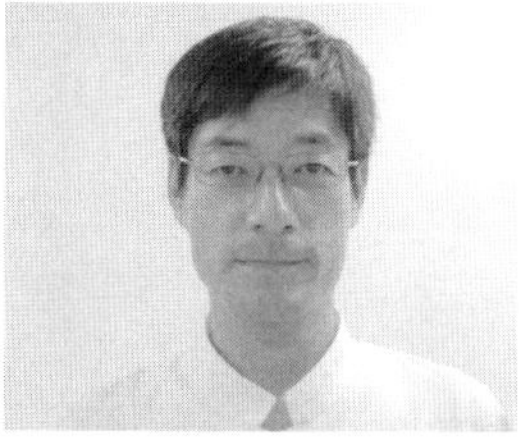

PROFILE

経　　歴	1994年広島大学医学部卒。2000年同大学院修了、博士号取得。広島大学医学部附属病院、三原病院、広島市民病院精神科（副部長）、広島大学病院診療講師を経て、2012年日域医院（副院長）。2014年より現職。広島市精神医療審査会委員。広島市介護認定審査会委員。広島市嘱託医（精神保健福祉相談業務）。
資格・所属学会	日本精神神経学会専門医・指導医。精神保健指定医。
趣味・家族	写真、旅行 妻、息子2人、娘1人
モットー	初心忘るべからず。謙虚にして驕らず。

●院長の横顔

父（前院長）をはじめ家系に医師が多く、治療で患者さんが良くなっていったり、感謝されたりする姿を目の当たりにして、「自分もそういう人の役に立つ仕事がしたい」と思った。精神科を選んだのは父の影響に加え、「まだまだ伸びしろのあるこの領域に身を置いて、少しでも貢献できれば」という気持ちがあったから。

●院長からのメッセージ

精神科や心療内科で診る病気は、「徐々に進行するもの」「重症だけどかなり良くなるもの」「軽症だけど慢性的に続くもの」「病気ではないものの、患者さんやご家族は困っているもの」など多岐に渡ります。一回の診察だけでは診断や治療方針の策定は難しく、しばらく経過を見て判断することが重要なこともあります。

的確な診断のもと適切な目標を設定し、治療や支援、リハビリに取り組むことが大切です。病状によっては休養が必要だったり、逆に困難を乗り越えることが治療につながることもあります。患者さんやご家族に、できるだけわかりやすく、ご理解いただけるような説明を心がけたいと思っています。

精神科・心療内科

広島市安佐北区

うつ病から薬物依存症まであらゆる精神疾患に対応

こころの健康クリニック可部

倉田　健一　院長

特色

・落ち着いたリラックス空間での診療が好評
・規制薬物やネット依存症の治療、精神科救急医療に高い専門性
・医療連携や高齢者への訪問診療に注力

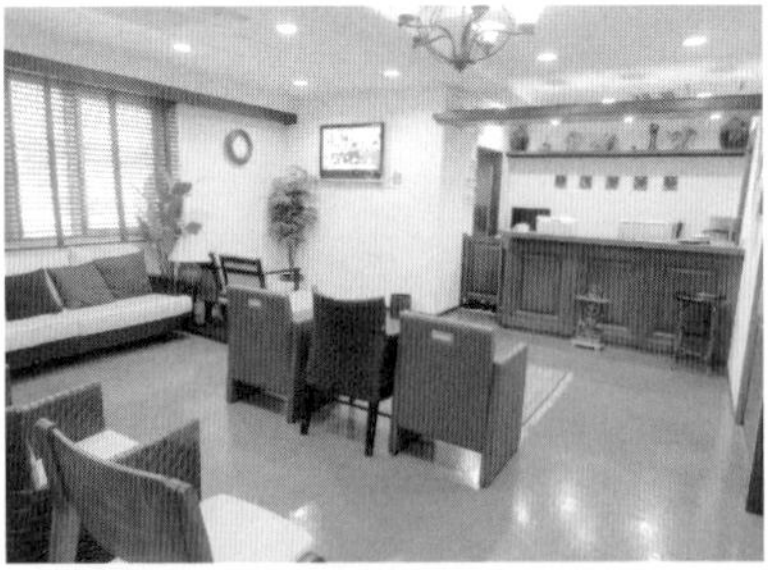

住　所　広島市安佐北区可部 4-6-2
TEL　082-819-3553
HP　あり
駐車場　14 台（他院と共用）

診療時間	月	火	水	木	金	土	日
9：00 ～ 13：00	○	○	○	休診	○	○	休診
14：30 ～ 17：30	○	○	○	休診	○	休診	休診

＊祝日は休診　＊予約制

クリニックの概要

●診療科目と領域

地域に密着し、他科の開業医や総合病院と連携しながら、ストレス性疾患をはじめ精神疾患全般（15歳以下の児童精神科は除く）の診療に尽力。中でも、うつ病（広島大学病院時代から基礎・臨床研究を継続）や各種依存症・精神科救急医療（瀬野川病院で臨床経験の実績）では高い専門性を生かした治療を実践し、紹介や口コミで来院する患者が多数。認知症や周辺症状（ＢＰＳＤ）を抱える高齢者の入所施設への訪問診療も積極的に行い、高評価を得ている。

●診療ポリシー

倉田院長が診療で最も重要と考えるのは、患者の話をよく聴き、気持ちを理解し、信頼関係を築くこと。「そのためには、患者さんがストレスを感じることなく安心して話せる診療環境が必要です。当院では、来院したときから、緑あふれるリラックス空間で自由にコーヒーを飲んだり、本を読んだり、診察まで待合室でゆったりと過ごしていただけます」

クリニックデータ

沿革	2009 年開院
実績	外来患者数／約 900 人、各種依存症患者／40 ～ 50 人（各月、2019 年度） うつ病臨床研究（京都大学、広島大学など）に参加（SUND 研究、FLATT2 研究に関する海外雑誌論文や受賞歴多数）。 うつ病、各種依存症、認知症に関する講義や講演会、家族教室などを多数開催。
連携病院	広島大学病院・安佐市民病院などの総合病院。瀬野川病院・草津病院などの精神科救急病院（24 時間対応での診療連携）

ストレス性疾患の治療

●リラックスできる「空間」を用意して傾聴の姿勢で診察

同クリニックには、地域の開業医からの紹介や口コミで多くの患者が訪れる。エレベーターを降り、緑あふれる広々としたアジアンテイストのエントランスを抜けて院内へ入ると、落ち着いたリラックス空間が広がる。この「空間」が患者の緊張を和らげ、何でも話せる雰囲気をつくり出している。

「総合病院での勤務経験から、狭い待合室で長時間を過ごすことは患者さんにとって負担やストレスになると考えて、開業までに2年かけて工夫して準備をしました。患者さんは来院されたときから、アロマが香り心地良い音楽が流れるカフェのようなリラックス空間で、コーヒーを飲んだり、インターネットやテレビ、絵画、雑誌などを楽しんだりして、ゆったり過ごしていただけるようになっています」。診察では白衣を着ず、患者一人ひとりじっくり向き合う。

「最近は、ストレス性の精神疾患（うつ病、睡眠障害、不安障害など）で不眠や倦怠感《けんたいかん》、食欲低下、不安や焦燥感など、軽度の精神症状を抱える人が増えています」。初診では、困っていることや症状などを尋ねる問診票を記入した後、

診療科目	診療・検査内容
精神科・心療内科	疾患／うつ病、統合失調症、認知症、不安障害、ストレス性疾患、各種依存症（アルコール、規制薬物、ギャンブル、ネット、ゲーム）などの精神疾患全般 診療／通院精神療法、薬物治療、認知行動療法、各種心理検査、心理カウンセリングなど

倉田院長の診察となる。「まずは、患者さんやご家族の話をよく聴き（傾聴《けいちょう》）、気持ちを理解する（共感）よう心がけています。傾聴・共感するだけで、患者さんが自分の状況を内観するきっかけとなり、特別なアドバイスをしなくてもさまざまな気付きが出てきます」

●ハイレベルな臨床研究で最適な医療を提供

「治療は基本的にガイドラインに沿って、薬物治療・精神療法・環境調整・生活リズム指導・ストレス解消の工夫などを行いますが、患者さん各々の症状や生活環境、ストレス環境因子などを総合的に判断して治療法を選択します」

薬物を効果的に使うには経験や技量が必要だが、長年、精神神経薬理研究をしてきた同院長は、患者各々に合った的確な薬剤選択や用量の微調整が可能で、薬についての疑問にも詳しく丁寧に答えることができる。さらに、最適な抗うつ薬の組み合わせや再発予防に関して、京都大学や広島大学との臨床研究にも参加し、科学的根拠に基づいた最適な医療を提供している。

精神療法では、公認心理師によるカウンセリングだけでなく、スマートフォンにアプリ（京都大学を中心とした研究チームが開発）を入れて自分でできる認知行動療法を利用することが、1～2年以内に同院でも可能になるという。

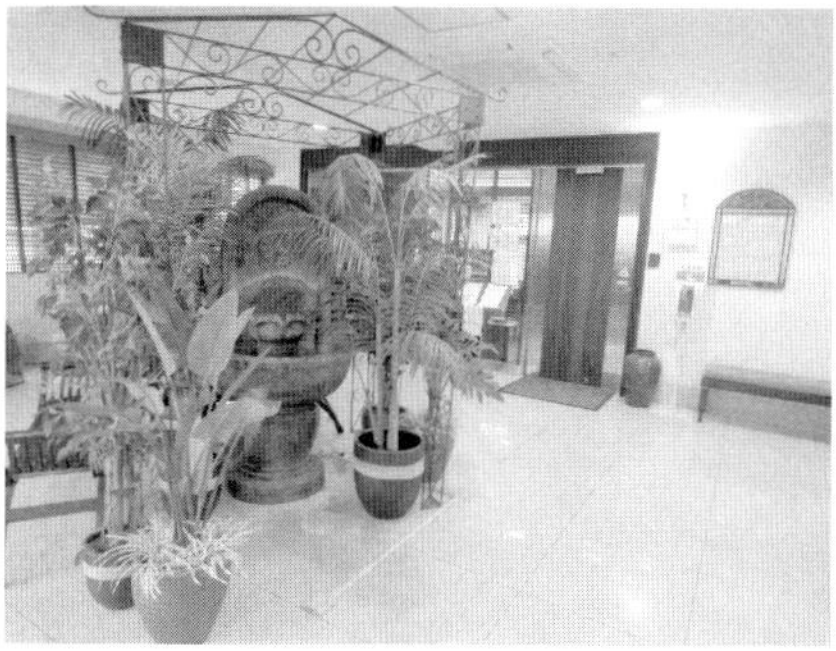

緑あふれるエントランス

各種依存症の治療

●対応が難しい規制薬物やネット依存症の診療に尽力

同院長は、規制薬物（覚せい剤・大麻・ヘロイン・コカイン・危険ドラッグなど）やアルコール、ギャンブル、ネットなど各種依存症の診療にも尽力。

「アルコール依存症を診察する精神科病院はありますが、規制薬物の依存症を診察できるのは、広島県依存症治療拠点機関に認定された瀬野川病院と、クリニックでは当院だけだと思います」。覚せい剤やコカインなどの中毒者の診察は、法律が絡むため県への届け出など手続きが複雑で、時間や手間がかかるという。

「瀬野川病院の勤務時代に、規制薬物やアルコール依存症治療の国内第一人者だった故・小沼先生のもとで、約3年間、薬物依存症の診療について学びました。その経験を基に、各種依存症の診療ができていると思います」。薬物依存症を診療できる医師は少ないため、同院長は10年以上、広島県立総合精神保健福祉センターの嘱託医を務め、県内各地で毎年、規制薬物乱用防止を啓発す

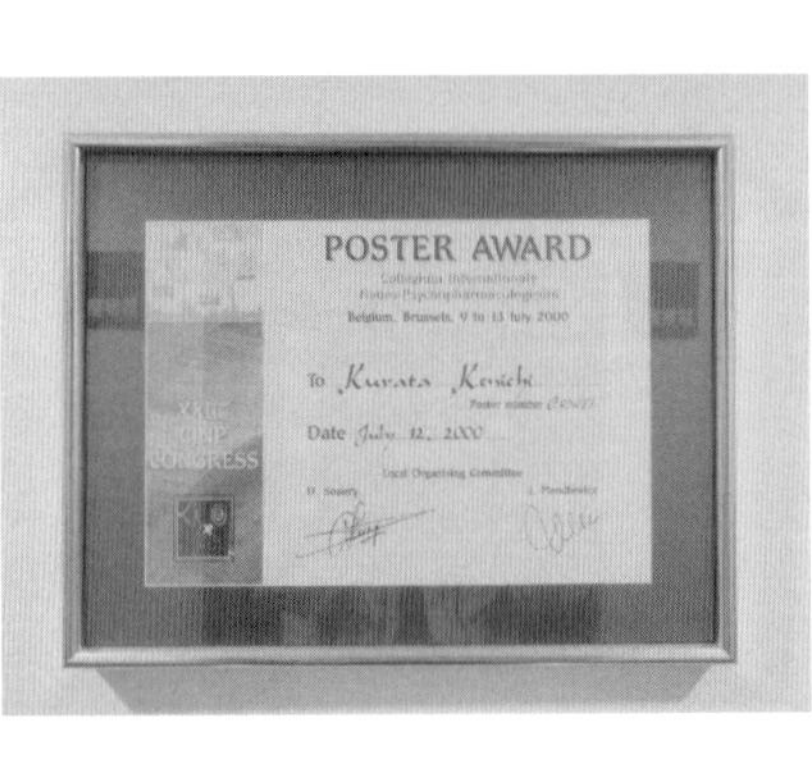

国際神経精神薬理学会のポスター賞

る講演活動も行っている。

近年増えているのが、若者のネット依存症やゲーム障害。1日の大半をネットに費やすため昼夜逆転して生活リズムが乱れ、不登校や引きこもりにつながる。「スマートフォンの普及で四六時中ゲームに没頭し、対戦ゲームなどで勝利すると、他人から認められる喜びから現実世界に戻りたくなくなり、やめ時を失います」。ネット依存症は違法性がなく本人は困っていないため、「ゲームが好きなだけで、どこが悪いの？」という気持ちがあり、家族に連れられて受診する場合も多いという。

また近年、eスポーツ（ネット上の対戦ゲームをスポーツと捉えたもの）が流行しており、最近、サブカルビジネスセンター（B型就労支援センター、次ページ図）と広島eスポーツ協会の顧問に就いた同院長は、「ゲーム時間や課金の制限を設けるなど、依存症患者をつくらないような工夫や指導をしていきたいです」と、全体の監修や家族への講演会などに意欲を燃やしている。

●治療動機を高め、後戻りにも根気よく柔軟に対応

「依存症は、『否認の病』といわれ、患者自身が依存状態にあることを認めに

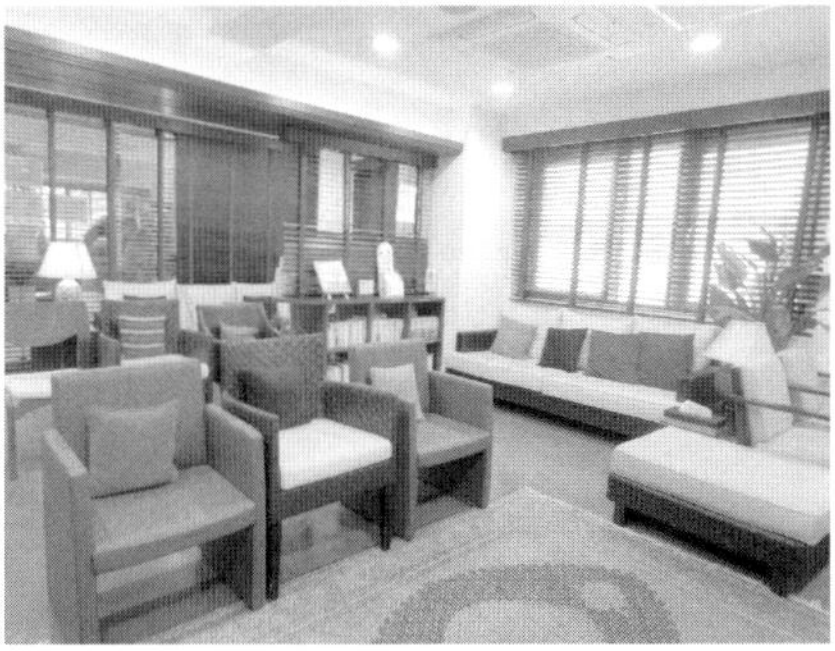

くつろぎの空間の待合室

くい病気です。逆に、『底つき体験』などで本人が日常生活に支障が出ていることに気付ければ、依存症治療が成功しやすいです」と同院長は話す。治療意欲が引き出せれば、通院診療の中で公認心理師と一緒に依存症治療用のワークブックに取り組んでもらう。

「患者と約束しては裏切られ、の繰り返しですが、通院を継続してくれる患者さんは、最終的に依存症の克服につながります。何度か後戻りすることは織り込み済みの、治療回復過程です」

最近は、急速なＳＮＳの普及により、ネット依存症やゲーム障害の相談が急増している。同院長は、ネット依存症になって引きこもりになった若者に対して、前述の「サブカルビジネスセンター」の役割に期待を寄せている。代表の山田センター長（代々木アニメーション学院・元校長）が手がける事業は、始まってからまだ1年足らずだが、急速に浸透してきており、「今後、メディアにどんどん取り上げられていき、広島発の新しいネット依存症対策の解決策になる」と考えて、全体の監修のために顧問に就任したという。

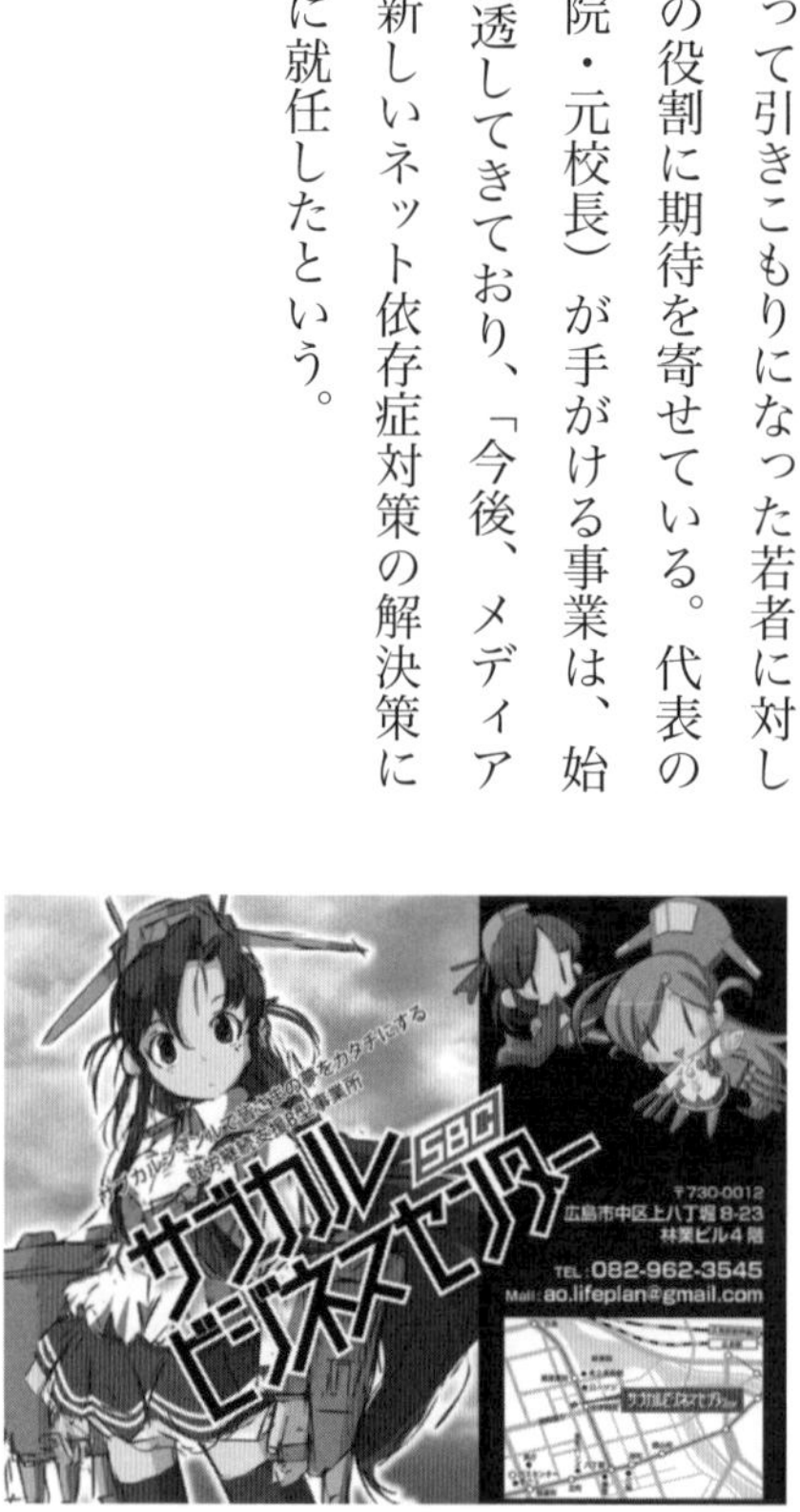

サブカルビジネスセンター

精神科救急対応

同院長は、精神科救急情報センターが設置された瀬野川病院での勤務経験を生かし、救急要請があれば同院で対応可能か否かを迅速に判断。加療が可能なら、パニック発作を起こした患者の救急搬送の受け入れや、クリニック対応できる重症度の場合は大量服薬の処置にも応じる。

また、地元の開業医からの急な相談や診察要請にも対応しており、場合によっては入院加療可能な精神科病院に紹介し、緊急性がなければ同院の加療のみで対応。幻覚や妄想があったり、興奮が激しく自傷他害の恐れがあれば、精神保健福祉法による措置診察が必要となり、精神保健指定医に診察依頼がある。特に、覚せい剤などの規制薬物関連では統合失調症との区別がつかない場合もあるため、同院長は行政からの要請があれば、診察時間外でも全面的に協力しているという。

「現在、夜間などの精神科救急対応では、瀬野川病院や草津病院などの一部の精神科病院への負担が大きくなっていますので、今後は、精神科開業医も積極的に救急に参画して欲しいです」と同院長は話す。

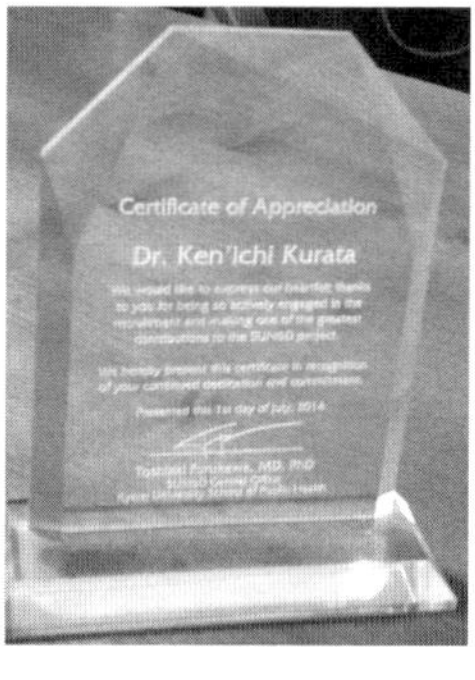

うつ病の臨床研究実績を表彰

高齢者入所施設への訪問診療

年々、認知症の患者が増加している。不眠・不穏・興奮・介護者への暴力・徘徊・幻覚・妄想など、認知症周辺症状（ＢＰＳＤ）が出現してくると、薬物治療が必要となる。外来受診は本人・家族ともに負担が大きいため、認知症サポート医でもある同院長は、開業時から近隣の高齢者入所施設（特別養護老人ホーム・グループホーム・ケアハウス・高齢者賃貸住宅など）への訪問診療を実施。

「向精神薬を少し使うことで、患者さんの体調が回復したり落ち着いたりします。すると他の施設利用者も落ち着き、介護スタッフの負担も減り、施設全体が落ち着いた雰囲気になって、患者さんにとっても好循環になります」。同院長は、精神科医として抗認知症薬やＢＰＳＤに対する薬も適切に処方できるため、施設からの往診依頼が後を絶たない。

「現在は、15施設ほどの往診で限界ですが、今後、当院の医師が増えれば、可能な限り訪問診療を行っていきます。また、在宅への往診も今後の課題です」

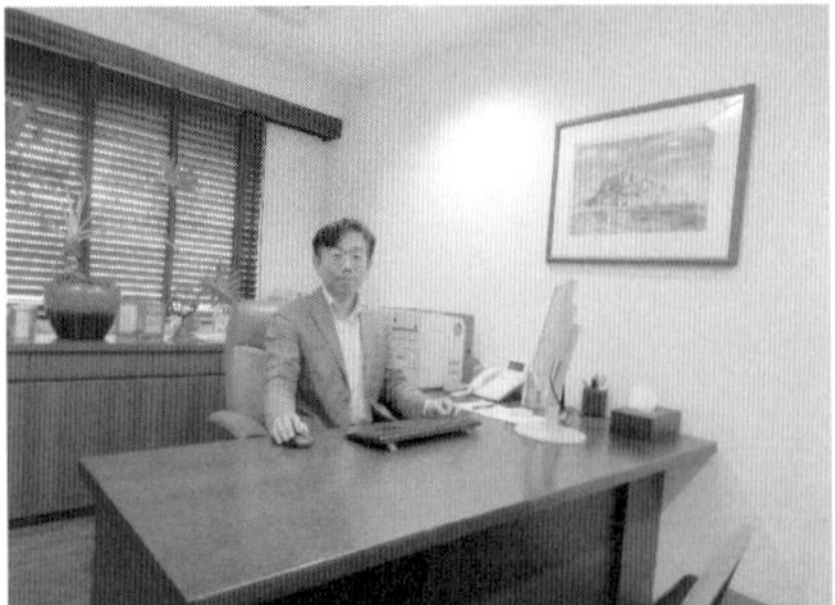

診察室

倉田 健一 院長
（くらた・けんいち）

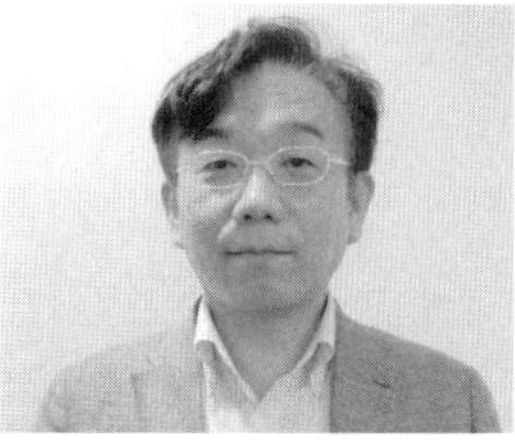

PROFILE

経　　歴	1972年広島市生まれ。1997年愛媛大学医学部卒。広島大学精神医学講座、瀬野川病院、安佐市民病院精神科（副部長）を経て、2009年より現職。広島県立総合精神保健福祉センター嘱託医（各種依存症の相談・診療業務）。広島文教大学、広島市医師会看護専門学校非常勤講師。広島ｅスポーツ協会顧問。サブカルビジネスセンター（B型就労支援センター）顧問。瀬野川病院外部顧問。など
資格・所属学会	精神保健指定医。日本精神神経学会専門医。医学博士。臨床研修医指導医。認知症サポート医。広島県アルコール健康障害サポート医（専門医）。所属学会は日本精神神経学会ほか国内外多数。
趣味・家族	世界の美術館巡りなど海外旅行、空手（心体育道）、魚釣り、スキューバダイビング、カープ観戦、パワーストーン、ワインなど多趣味。子供と一緒にカブトムシ、カエルを飼育中。
モットー	すでに「足りている」ことに気付くこと !!

●院長の横顔

21 世紀は「脳の世紀」といわれているように、脳は今後最も解明の余地が残されており、精神科を選択。広島大学でうつ病研究をしていたが、瀬野川病院に勤務した影響が大きく、ネット、ギャンブル、規制薬物依存症専門の道へ流されていき、現在は同分野での知名度が上がってしまった。「置かれた場所で咲きなさい」でやっていこうと、流れに身を任せている。

●院長からのメッセージ

当院を受診されるほとんどの患者さんは、仕事や家庭での人間関係や経済的な問題で、ストレスによる不眠や不安、食欲低下、倦怠感などを抱えておられます。情報過多の現代社会では、情報に振り回されて自身で過度にストレスをつくってしまいます。

そのストレスは、アルコールや、ネット、ゲームでは解消されません。肩の力を抜いて生活できるように、情報よりも自然体で生活が送れるように、良い心療が提供できるように心がけていきます。

精神科・心療内科・脳神経内科など

広島市安佐北区

脳や心、体の不調に質の高い医療を提供

森岡神経内科

森岡 壮充 院長　佐藤 美紀子 副院長

特色

・さまざまな精神疾患の診療に精力的に尽力
・精神薬理学の高度な知識を生かした薬物療法を実践
・パーキンソン病やてんかん、認知症の診療にも注力

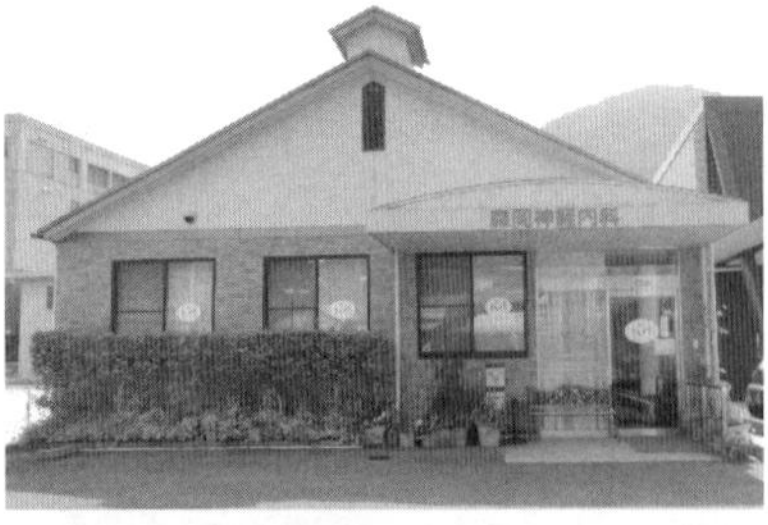

住　所　広島市安佐北区可部南4-9-17
T E L　082-819-0006
H　 P　あり
駐車場　20台

診療時間	月	火	水	木	金	土	日
8：30 ～ 12：00	○	○	○	○	○	○	休診
14：00 ～ 18：00	○	○	○	休診	○	休診	休診

＊祝日は休診　＊予約優先制　＊緊急時は夜間・休日も対応可
（緊急時に限り、留守番電話に名前・電話番号・相談内容をお伝えください）

クリニックの概要の概要

●診療科目と領域

精神科・神経内科を専門とする医師として、幅広い年代のうつ病や神経症、睡眠障害、パーキンソン病など、脳全体のあらゆる病気に対応。

一方、地域に根ざしたかかりつけ医として、精神疾患や神経疾患で受診した患者には一般内科も診療する。約16年間勤務した安佐市民病院時代、救急や外科などの病棟を毎日往診し、患者の心理的問題に取り組んできた森岡院長の高い実績には、患者や他医から厚い信頼が寄せられ、紹介による受診患者も多い。

●診療ポリシー

「不安やつらい思いを抱えている患者さんが、少しでもより良く生活できるように手助けしたい」との思いで診療に臨む。初診は時間をかけて問診を行い、的確な診断で治療方針を決定。患者にわかりやすい説明で不安を除く。

診療中の患者が夜間や休日、急に状態が悪くなった場合は、留守番電話に伝言を残してもらい、指示が必要と判断すれば折り返し電話して対処している。

クリニックデータ

沿革	2002年開院
実績	来院患者数／約2300人（2019年4～6月の1か月平均）
連携病院	安佐市民病院、広島市民病院、広島共立病院、広島大学病院、児玉病院、草津病院、安佐病院など

診療の特色・内容

●うつ病の背景を探りテーラーメイド治療で対応

年代を問わず患者が多いうつ病の背景はさまざまで、①几帳面で秩序、規範を大切にする真面目な性格が背景にあるもの（メランコリー型）、②社会的、心理的なストレスに起因するもの、③甲状腺《こうじょうせん》機能低下症やがんなど、体の病気が関係するもの、④インターフェロンや抗がん剤、ステロイドなどの薬からくるもの、⑤規範や秩序を重要視せず自己愛が強いもの（現代型）、などがある。

「背景によって治療法が変わるため、初診がとても大切になります。じっくり問診を行い、現症状のほか、生活歴や現病歴、家族歴などを正確に把握して鑑別診断し、治療の方向性を決めています」と同院長。

治療の2本柱は薬物療法と精神療法だが、患者各々の状態や生活環境に合わせたテーラーメイド治療を実践。例えば、若者に多い⑤のうつ病で仕事熱心ではない患者の場合、職場で受け入れられにくい。「改善には、患者さんの長所を伸ばし人格の成長を促す必要があり、周りの理解も重要です。心理療法士が心理療法を行い医師と連携して治療を行いますが、改善には時間が必要です」

診療科目	診療・検査内容
精神科	うつ病、躁うつ病、神経症（パニック障害、強迫神経症、身体表現性障害、恐怖症など）、統合失調症、認知症に伴う精神症状・行動異常、アルコール依存症、睡眠障害、児童思春期の精神疾患（佐藤美紀子副院長）
心療内科	自律神経失調症、更年期障害、過食症、拒食症、過敏性腸症候群（神経性下痢症）などのストレス病
脳神経内科	パーキンソン病、てんかん、認知症、神経痛、脳卒中後遺症、末梢神経障害、めまい症、頭痛など。検査は頭部 CT、脳波など。
内科	胃炎、胃潰瘍、風邪、高血圧、高脂血症など

●薬の作用・副作用を熟知し的確に処方

薬物療法では、薬を続けることで治療効果が持続し症状も改善するが、1か月で約3割、半年で5割強の患者が薬を処方通りに内服しなくなるという。「精神科は、他科に比べてきちんと薬を内服する人が少ないです。調子が良くなってもすぐにやめない、副作用が出たらすぐ連絡する、改善しても予防的に内服することが大切と、折に触れて繰り返し患者さんにお話ししています」

同院長は、研修医時代から精神薬理学に興味を持って学習を継続し、薬の種類や作用・副作用を熟知して、常に最新知識を得る努力も欠かさない。その上で、患者に合う薬を必要最小限使い、症状が改善するようアプローチする。最初の薬が効かなければ、①違う薬に変更、②元の薬に作用の違う薬を併用、③元の薬にその作用を増強する薬を追加、という3つの方法がある。

うつ病は再発しやすいといわれ、薬物療法の1剤目で良くなる人の再発率は37%、4剤目で何とか改善した場合は70%にもなるという。再発率が高くなれば難治化するため、同院長は、薬は単剤使用で最初の薬で改善するよう的確に薬剤を選択。それが難しい場合は、薬理学的根拠と豊富な治療経験を基に、早期改善のために3つの治療法から患者に合った方法と薬剤を選択している。現

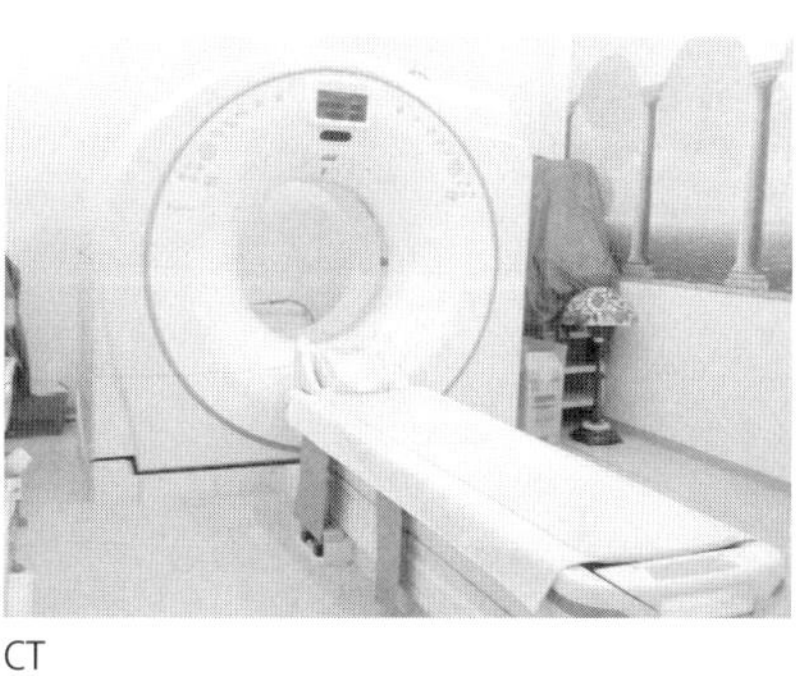
CT

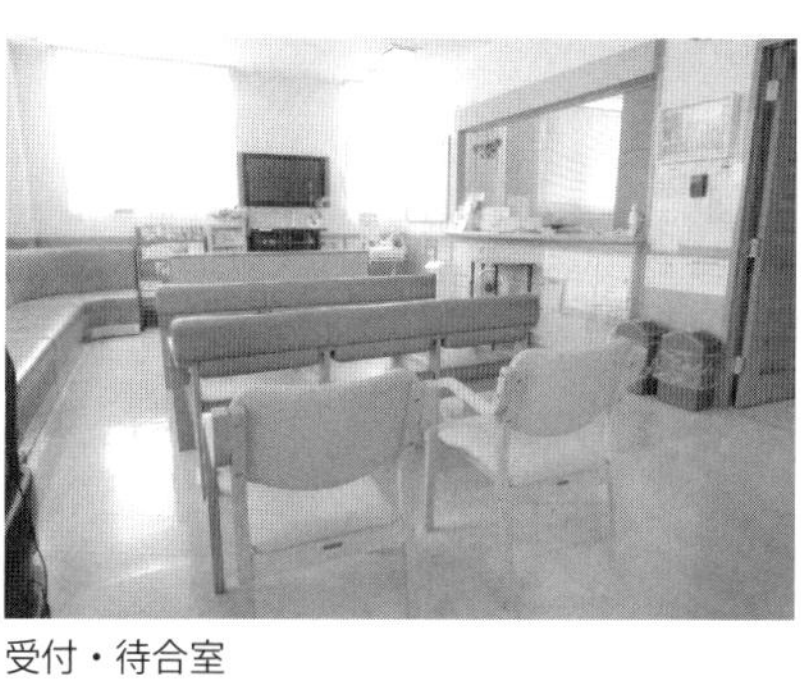
受付・待合室

在は、③による増強療法がより効果的であり、行うことが多くなっている。

●精神療法で患者の治る力を引き出す

パニック障害や社交不安、強迫神経症の治療では、薬物療法に併用して支持的精神療法・森田療法・交流分析・行動療法・支持的精神療法などの精神療法を患者の状態に応じて行う。「精神療法では患者さんの治る力を引き出し、それを生かせるようにします。人格や発達の問題が関与していれば、心理療法士による治療を取り入れて、連携して治療を行うようにしています」。また、身体的な異常がないのに痛みや吐き気などの身体症状を訴える身体表現性障害では、ストレスによる症状と脳の関係を作成した図を用いて患者にわかりやすく解説し、病態を理解してもらった上で治療に導入する。

統合失調症の治療は的確な薬物療法が基本。最近は軽症化しており、薬剤の進化とともに外来治療が可能になっている。重症化を防ぐには、早期発見・早期治療・早期改善・再発予防が大切で、そのためには薬の継続が不可欠であり、副作用が少なく効果が実感できる薬の選択が重要になる。同院長は、うつ病と同じく高い専門性に基づいた薬物療法で成果を上げており、患者との良好な関係が治療のベースとなる。

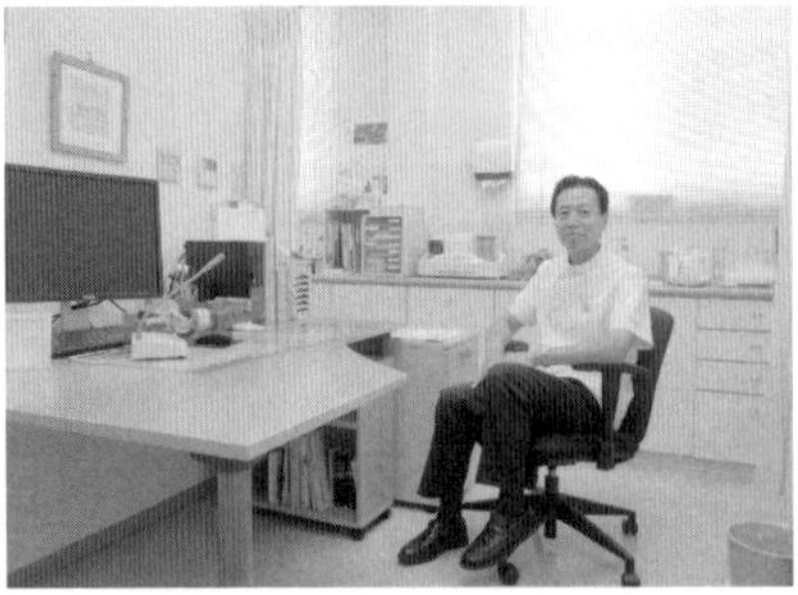

診察室の様子

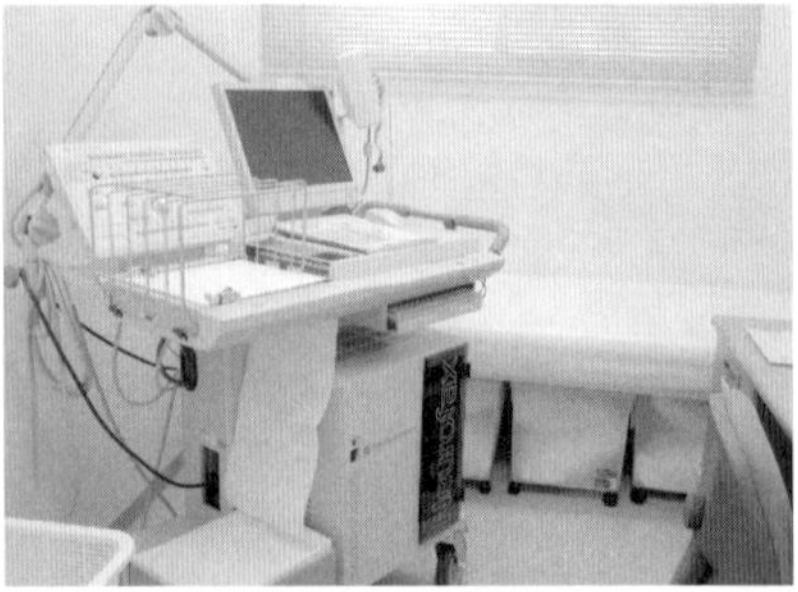

てんかん診療に欠かせない脳波検査

森岡 壮充 院長
（もりおか・しょうじ）

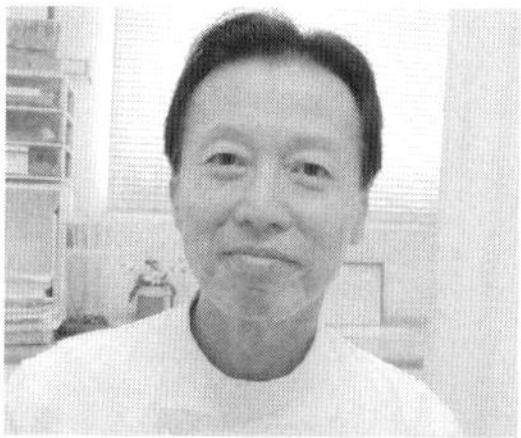

PROFILE

経歴	1955年広島市生まれ。修道中・高等学校卒。1980年東京医科大学卒。広島大学病院、広島市民病院、安佐市民病院神経科（主任部長）を経て、2002年より現職。専門分野は精神疾患（うつ病、統合失調症、神経症等）、神経変性疾患(パーキンソン病、認知症等)。広島県精神神経科診療所協会会長。広島県精神神経学会理事。広島県精神保健福祉協会常任理事。広島県地域対策協議会精神疾患専門委員。広島市うつ病・自殺対策推進連絡調整会議委員など公的役職は多数。
資格・所属学会	日本精神神経学会専門医・指導医・研修施設。日本心身医学会専門医・指導医・研修施設。日本神経学会員。精神保健指定医。医学博士（広島大学）。
趣味・家族	テニス、マラソン、スポーツ観戦(特にサンフレッチェとカープ) 妻、義母、娘2人
モットー	座右の銘は「不言実行」

●院長からのメッセージ

医師になったときから脳全体を診療できる臨床医をめざしてきたので、精神医学と神経内科学を同時に学習してきました。患者さんの状態から学んで新しい知識を取り入れ、それを患者さんの診療に生かすことを繰り返してきました。私にとって、患者さんの改善は一番の喜びであり、生きがいでもあります。今後も、患者さんへの感謝の気持ちを忘れずに診療にあたりたいと考えています。

ありがたいことに、精神医療に対する偏見は以前に比べはるかに軽くなり、軽度の心身の不調でも精神科クリニックに受診する方が多くなりました。その背景には、精神医療全体が患者さんのニーズに応えるように進歩し、改善してきたことがあげられます。今後も精神医療を利用していただき、より良い心身の状態で生活していただければと考えています。

心療内科・精神科・神経内科

東広島市西条西本町

すべての患者を受け入れ生活面もサポート

西条心療クリニック

岩本 泰行 院長

特色

・原則、初診・再診ともに予約なしで対応
・高校生から超高齢者まで幅広く対応
・広島大学でトレーニングを受けた心理士による心理療法

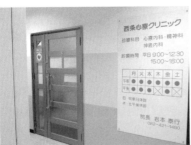

住　所　東広島市西条西本町 28-30
ハローズ東広島モール 3F
T E L　082-421-1480
H　 P　あり
駐車場　ハローズの駐車場を利用ください

診療時間	月	火	水	木	金	土	日
9：00 ～ 12：30	○	○	○	○	○	○	休診
15：00 ～ 18：00	○	○	○	休診	○	休診	休診

＊祝日は休診　＊臨時休診／HP・配信メール・院内掲示などで通知
※介護老人施設などへの訪問診療にも対応

クリニックの概要

●診療科目と領域

診療科目は、心療内科・精神科・神経内科（山崎名誉院長が担当）。岩本院長は、これまでの勤務先で思春期精神保健や産業精神保健、老年精神医学領域を経験しているため、高校生から高齢者まで幅広い年代にも対応可能。また、発達障害や認知症なども診療している。

●診療ポリシー

山崎初代院長（現名誉院長）がこの診療領域について、西条の地で初めて診療所を立ち上げたこともあり、「初診・再診ともに予約なしで、対応できる患者はすべて診ること」をモットーに、現在もそれを受け継いでいる。同院長は、学生時代や勤務医時代に良い先輩や指導者に恵まれ、適職と自覚している領域に就けたことから、縁あって来院した患者には「来て良かった」と思ってもらえる治療を行うことを意識している。

クリニックデータ

沿革	1995年7月「山崎神経科内科医院」開院（院長山崎正数） 2016年7月岩本院長就任（山崎院長は名誉院長に） 2018年2月現住所に移転、「西条心療クリニック」改称。
実績	来院患者数／2200人程度（月間、訪問診療含む、2019年）
連携病院	広島大学病院、広島市民病院、県立広島病院、呉医療センター、賀茂精神医療センター、草津病院、瀬野川病院、広島厚生病院、東広島医療センター、井野口病院、本永病院、西条中央病院など

診療の特色・内容

●初診も再診も予約なしで対応

開院当初より予約制を取らず、基本的には全員診察することを掲げる。初診患者は1日4～5人、多い日は10人に及ぶため、初診が大切といわれる精神科において、限られた時間できちんと所見を取り、疾患教育できるよう日々工夫をしている。

患者は、高校生から高齢者まで幅広いが、東広島市は3つの大学を抱えていることから大学生も多い。親元から離れて暮らす学生が多いため、各大学と連携を図るほか、週1回（木曜）、広島大学保健管理センターの岡本百合教授に診療援助を仰いでいる。

●広島大学出身の心理士による心理療法を行う

治療は、薬物療法などと共に、主に対人ストレスで悩んでいる患者には心理療法も行う。週に4日（月、火、金、土曜）、広島大学などから心理士に来てもらい、専用の部屋でゆったりと話をしていくという方法で問題の解決を図る。

診療科目	診療・検査内容
心療内科	うつ病、パニック障害、睡眠障害、摂食障害など
精神科	統合失調症、双極性障害、認知症、発達障害、アルコールなどの物質依存症など
神経内科	てんかん、パーキンソン病などの変性疾患
内科	かぜ症候群、生活習慣病など

さらに、診断の補助として知能検査や性格検査を実施する場合もあり、また、生活のリズムが乱れないように生活療法も同時に行っている。

岩本院長が診療で特に意識しているのは、最近、精神医学領域で重要視されている「レジリエンスを高めること」。その人が本来持っている、健康な部分や回復力を増強する・支えていくというものだが、医師が一生懸命やり過ぎて、患者本人がやるべき範囲まで踏み込まないよう心がけている。

「先輩から、『それが患者の役に立っているのか、自分がやりたくてやっているのではないか』を意識するよう指導されてきました。また、何年か通っていた患者さんに話を聞くと、当時、自分が色々と語った言葉よりも、定期的に来院して5~10分話をして帰るという行動そのものが、励ましや慰めになっていたようです。患者さんに寄り添い、親身になって話を聞き、共感に集中しています。治療についても、薬剤選択や療養方針などを、患者さんと話し合って決めるように心がけています」

患者の主訴は年代により異なる。環境（大学や職場、育児など）不適応で苦しむ学生や若年世代や、子どもが発達障害を持っていて対応に苦慮する母親、また、50歳代以上の女性では、夫婦や家族間のストレスなどで家庭内不適応を起こすなどしている。家族や家庭に問題がある場合は、関係をすぐに断ち切る

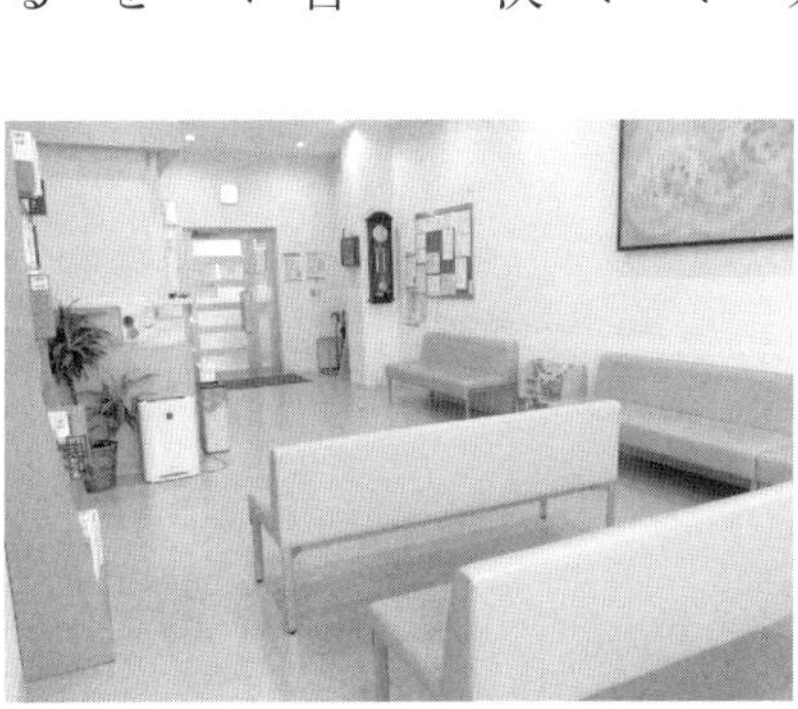
待合室

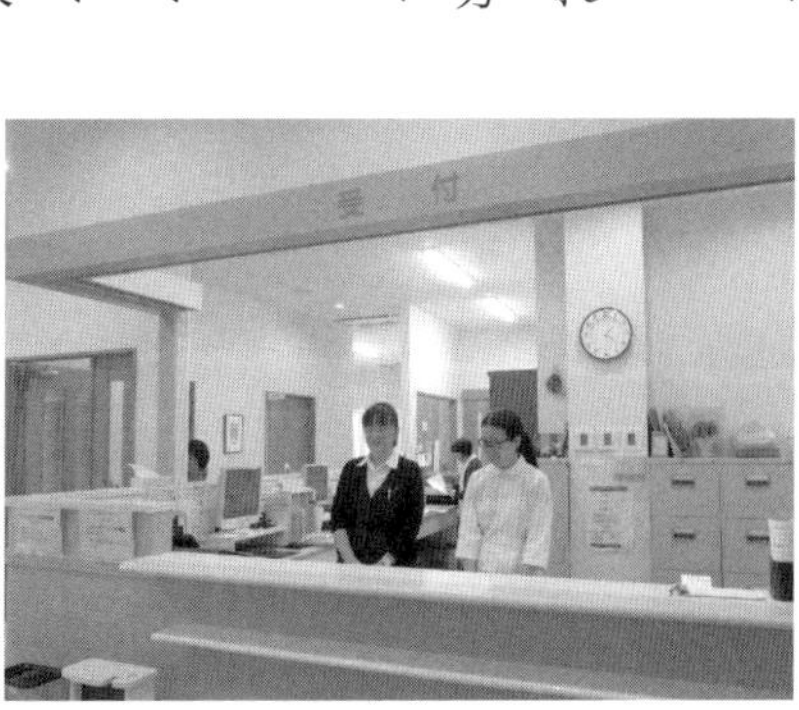
受付

ことは難しいため解決には時間がかかるが、自らの意見を押し付けず、患者自身がどう生きたいかを決められるよう、一緒に考えていく。介護老人施設などへの訪問診療もできるだけ行っており、通院が困難な患者にも対応している。

●医療と生活両面で患者をサポート

同院長は、「精神科の医師一人でできることは限られています」と話す。重症になるほど、医療だけでなく生活そのものを支える必要があるため、生活面のサポートが必要になる。理想は、同クリニックで「コ・メディカル」「栄養学」「運動リハビリ」などをまとめて提供できることだが、現状では、組織を大きくして診療以外の時間を作ることは難しい。そこで、同院長がゲートキーパー（橋渡し役）となり、東広島市内にある訪問看護やさまざまな機関と連携・提携して、トータルでサポートする体制を心がけている。

しかし、リワーク（復職支援）プログラムを実施している施設が同市内にないことや、心身両方に重篤な疾患を抱えている患者を受け入れる病院が少ないことなど課題もあり、東奔西走することも多い。それでも、「一人でも多くの患者さんが幸せになってもらえること」をめざして治療に取り組んでいる。

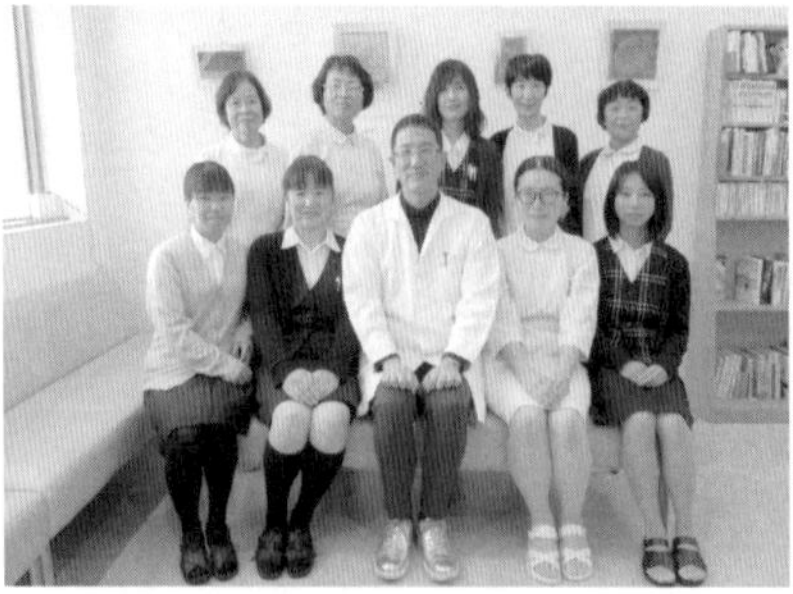

「地域の患者さんに、親身になって寄り添っています」

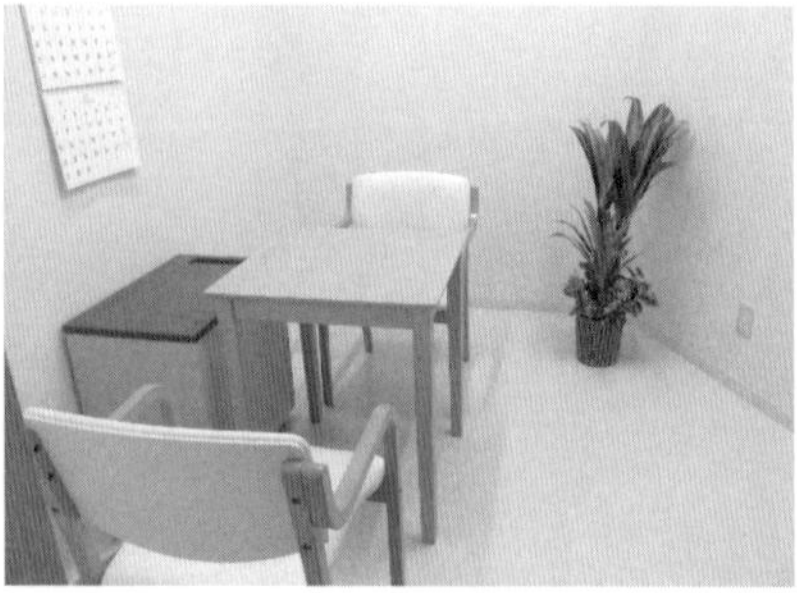

心理室

岩本 泰行 院長
（いわもと・やすゆき）

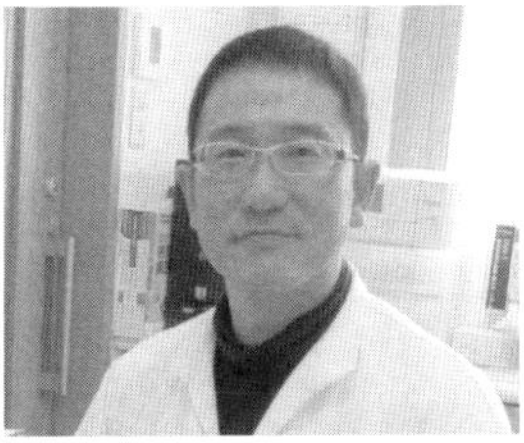

PROFILE

経　　歴	1969年兵庫県生まれ。1994年広島大学医学部卒。広島大学附属病院、日本医科大学病院、県立広島病院、吉田総合病院、マツダ病院などを経て、2010年山崎神経科内科医院副院長。2016年より現職。2018年現在地に移転、現名称に変更。
資　　格	医学博士。精神保健指定医。精神科専門医。広島大学客員講師。
趣味・家族	海釣り（瀬戸内海や日本海他、各地へ出かける。釣った魚の下ごしらえまでを意欲的に行い、家族に喜ばれている） 妻と子３人（長男・次男・長女）
モットー	「思いやりを持つ」（親からよく言われた） 「感謝」（今の自分がここにあるのは、周りの人々のおかげである）

●院長の横顔

小学生のときに母親が病死し、周囲から医師になることを勧められその気になっていたが、成長とともに忘れかけていた。その後、高校時代に通っていた塾の先生から、「医学部に進んではどうか。やりがいもある」と熱心に勧められ、父親や周囲も喜んでくれたため、広島大学を受験し、医師を志した。卒業後、実家近くに戻ることも考えたが、同大学の精神医学教室がとても魅力的で、親不孝にはなるもののこの地で頑張ろうと決心し、現在に至る。

●院長からのメッセージ

予約なしでも受診できますので、「いつもの自分ではない」「おかしい」と感じたら、気軽に相談に来てください。薬物治療については、メリット・デメリットを説明した上で、患者さん自身に選んでもらうことを基本としています。療養指示については、ときに患者さんの意に沿わないことがあるかもしれませんが、不安や疑問に思ったことをしっかりと聞きつつ、近い将来を含めて患者さんのためになるよう考えます。

精神科・心療内科

三原市頼兼

地域の人々の「心のかかりつけ医」に

たかはしメンタルクリニック

高橋 輝道 院長

特色

・不安や不眠に対する抑うつの薬物療法
・的確な評価と十分納得できる説明
・家族の相談にも対応

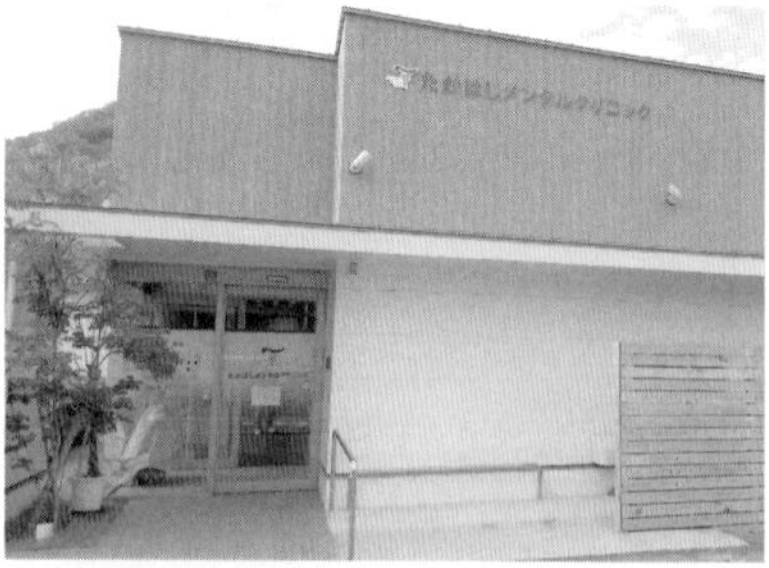

住　所　三原市頼兼 1-1-3
TEL　0848-81-0717
HP　あり
駐車場　10 台

診療時間	月	火	水	木	金	土	日
10：00 ～ 12：30	○	○	○	休診	○	○	休診
14：30 ～ 18：00	○	○	○	休診	○	休診	休診

＊祝日は休診　＊臨時休診／ HP・配信メール・院内掲示などで通知

クリニックの概要

●診療科目と領域

高橋院長の専門は、不安症やパニック症、うつ病の薬物療法。患者で最近多いのは、介護うつや災害後の不安症で、高齢化に伴い認知症も増えている。地域性もあり、患者の年齢層は中高年より上の高齢者が多く、尾三地区（三原市・尾道市）を中心に福山市や島しょ部、遠くは四国などからも来院がある。

●診療ポリシー

同院長は開業前に勤務していた三原病院（精神科病院）の院長時代、「もっと早く相談できる場所があれば、ここまで重大な事態にならなかったのに」と話す患者を数多く診てきた。精神科病院の敷居の高さと、ちょっとした不調を早いうちに相談できる「心のかかりつけ医」の必要性を痛感。「それなら、自分でそうしたクリニックをつくり、地域の人々の心のかかりつけ医になろう」と思い、開業。日常生活で不安を感じたり、介護でストレスを抱えている人の相談に乗ったり、助言をすることが自分の大きな役割と考えている。

クリニックデータ

沿革	2013 年開院
実績	外来人数／平均 800 人（月）、初診人数／平均 45 人（月）
連携病院	小泉病院、三原病院 （※その他、地域の複数の介護施設への訪問診療や救急診療も実施）

診療の特色・内容

●面接や助言を通して症状を改善

精神科の治療は、薬物療法を行いながら、併せて精神科医との面接や助言を通して、患者の悩みや社会適応能力の改善を図っていくのが一般的。高橋院長の診療はそうした基本に則《のっと》ったやり方で、特別なプログラム（認知行動療法、集団療法など）やカウンセリングなどは行っていない。

外来治療では、治療効果があがらない重症の場合や、自殺などの危険があるような急性期の患者は、詳しい検査や入院治療が必要となるため、すぐに連携している総合病院などへ紹介。また、薬物治療よりもカウンセリングの方が効果があると判断した場合は、カウンセリングを紹介することもあり、そうした的確な判断ができるのは、同院長がさまざまな病院で多種多様なケースを診てきた経験の蓄積があるからである。

●「走るのは患者本人で、自分は伴走者」

同クリニックの役割は「患者の困っている症状をある程度取ること」と考え

診療科目	診療・検査内容
心療内科・精神科	うつ病、不眠症、パニック症、社交不安症、認知症など
特記ポイント	主として薬物療法を行い、症状改善を図る

ており、そのためには、「焦らずにプロセスを踏むこと」「納得してもらうこと」が大切と話す。

同院長が心がけているのは、「初診時に特に時間をかけて、患者の訴えを十分にしっかりと聞き出すこと」「患者の思いを尊重し、その気持ちに寄り添うこと」「できる限り少ない薬で治療すること」。薬物の効果を最大限に発揮させるためには、患者が理解し、納得して治療に臨むことが大切なため、最初に長く時間を取り、治療方針や薬について十分に説明した上で治療をスタート。薬物が必要な人には薬を飲んでもらうが、薬を嫌がる人にはカウンセリングを紹介することもある。薬を多く出されたらプレッシャーに感じる人もいるため、初診では見立てのみにとどめることも少なくない。また、希望する患者には漢方薬も処方している。

「スタートラインに立つときに、無理に手を引っ張ってさせることはしたくありません。少し待ったり、時間をかけることもあります。スタートしたら走るのは患者さん本人で、私はあくまで伴走者。ちょっと歩きましょうなどと、ときどきアドバイスすることが自分の役割と考えています」。不安が強かったり、自分の症状を的確に伝えられない人もいるため、初診の際には、今困っている内容を箇条書きにしたメモを事前に作っておくことを勧めている。この作

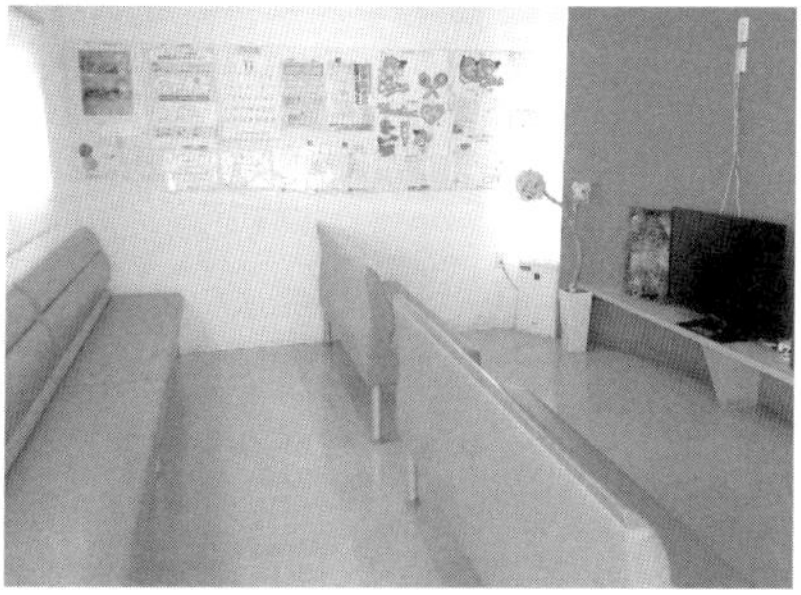
待合室

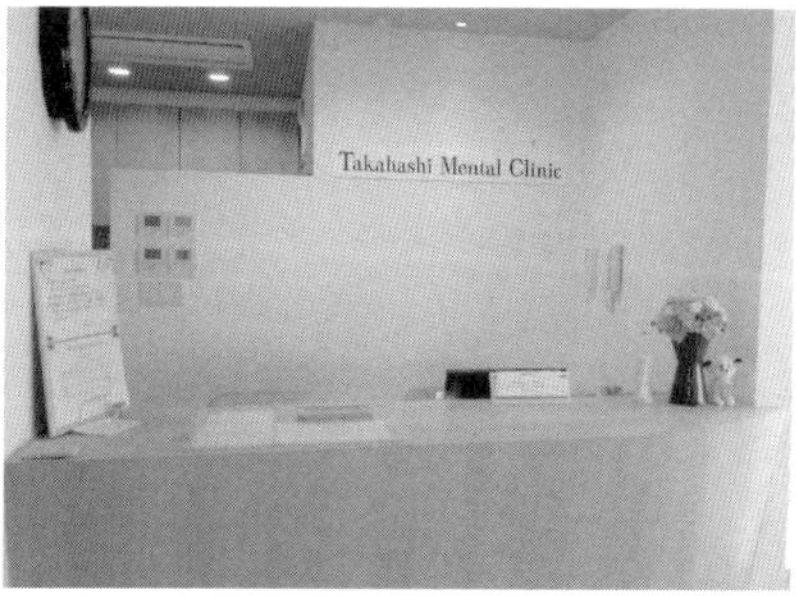

受付

業も患者のペースに合わせるためで、家族から情報をもらうことも多いという。

初診の目標は、薬を出すことではなく、問題点を明らかにして皆で共有する場にすること。患者が良くなることが最終目標のため、診断を付けることよりもプロセスの方を重要視している。そのため、初診時には暫定的な診断になることもある。また、約1割程度で薬を使わなくても症状が軽快するという。

●常に同じ態度で接することを意識

2度目以降の再診で心がけているのは、「患者に対する接し方を変えず、常に同じトーンで話すなど安定して同じような接し方を保つこと」。同院長のトーンが診療のたびに異なると、患者は自分が不調になっているのかどうか分からなくなる。相手が同じペースで話すことで、患者は自分の今の状況を感じることができるという。

患者が不調になることは防げなくても、本人がその兆しを見つけられるようになれば対処がしやすい。患者が自分の状況を客観的に捉える練習をして、薬を持っていても使わなくて済むようになることが、治療の目標の一つだという。

「心の病は、早期に受診する方が対処しやすく、薬も少なくて済みます。早く受診することをためらわないでほしいですね」と同院長は呼びかける。

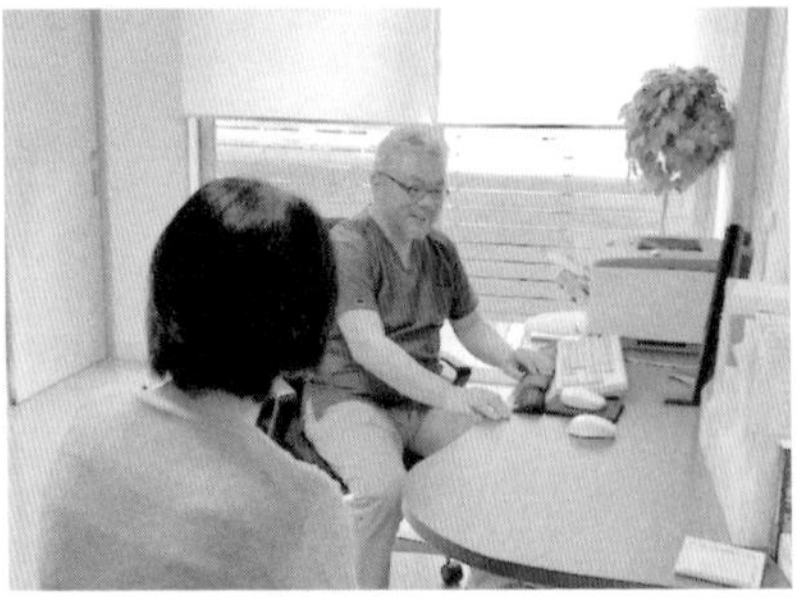
高橋院長による診察の様子

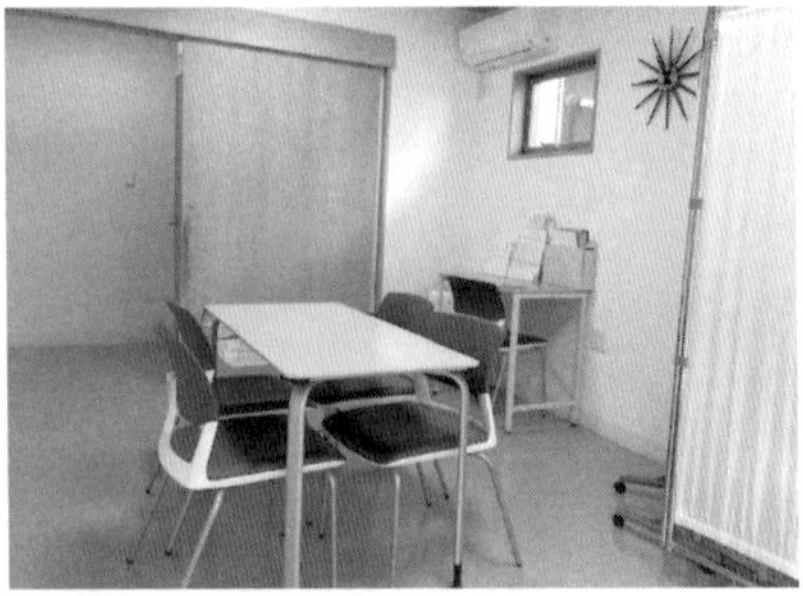
処置室

髙橋 輝道 院長
（たかはし・てるみち）

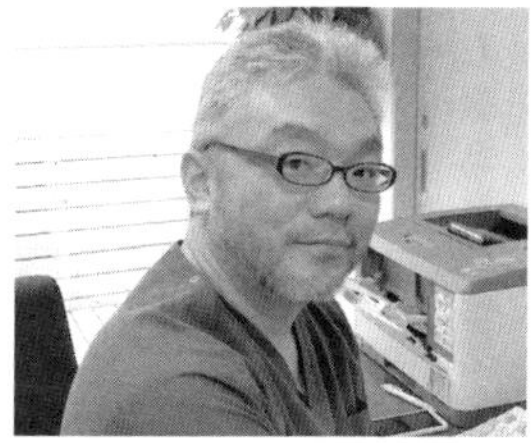

PROFILE

経歴	1970年広島県福山市生まれ。1995年広島大学医学部卒。広島大学病院、呉医療センター、吉田総合病院などを経て、2006年広島大学大学院卒業。2008年三原病院（院長）。2013年7月より現職。得意分野は気分障害、不安症の薬物療法。
資格・所属学会	医学博士。精神保健指定医。精神科専門医。精神保健判定医。
趣味	落語を聴く、読書（主に推理小説）
モットー	「足るを知る」

●院長の横顔

病気の父が入院治療を受ける様子を見て医療行為に関心を持ち、医師をめざすようになった。精神科を選んだのは、アルコールなどの精神作用物質が脳や身体に及ぼす影響に興味があったから。

●院長からのメッセージ

精神疾患は慢性の経過をたどることも多く、治療期間が長いこともまれではありません。症状だけでなく、日常生活や社会生活上の生きづらさを相談できる医療機関を見つけて治療していくことが大切と思います。

精神疾患では、家族の方の関わり方が経過に影響するといわれています。主治医の治療方針を理解し協力していただくことも大切ですし、家族の方が精神的に健康でいることが重要です。

さまざまなストレスが不調の大きな要因になることも多い一方で、症状の長期化がよりストレスになるという悪循環に陥ってることも多いです。治療で症状が緩和されれば、不調の悪循環を断ち切ることができるかもしれません。不調を感じている方は、ぜひ一度、相談してみることをお勧めします。

■装幀／スタジオ ギブ
■本文ＤＴＰ／濵先貴之（Ｍ－ＡＲＴＳ）
■図版／岡本善弘（アルフォンス）
■帯のイラスト／おうみかずひろ
■本文イラスト／久保咲央里（デザインオフィス仔ざる貯金）
■取材・執筆・撮影／桂 寿美江　平光 穣　岡崎英子　野村恵利子
中谷奈奈　西本 恵　五庵保典
■企画・販売促進／流郷貞夫
■編集／石浜圭太

＊本書の編集にあたり、病院や診療所の医師および関係者の皆さまから多大なるご協力をいただきました。お礼を申し上げます。
＊広島県の「かかりつけ医シリーズ」を引き続き発行していく予定ですので、ご意見、ご要望がありましたら、編集部あてにハガキおよび南々社ホームページにお寄せください。

迷ったときの かかりつけ医＆病院 広島
――かかりつけ医シリーズ ⑧こころの病気編

2020年3月31日　初版　第1刷

編　著／医療評価ガイド編集部
発行者／西元俊典
発行所／有限会社 南々社
〒732-0048 広島市東区山根町27-2
TEL.082-261-8243　FAX.082-261-8647
振替 01330-0-62498

印刷製本所／モリモト印刷株式会社
＊定価はカバーに表示してあります。

ISBN978-4-86489-114-1